Moufida Mahmoudi
Amal Khsiba
Lamine Hamzaoui

Prevalência da doença celíaca na cirrose

Moufida Mahmoudi
Amal Khsiba
Lamine Hamzaoui

Prevalência da doença celíaca na cirrose

ScienciaScripts

Imprint

Any brand names and product names mentioned in this book are subject to trademark, brand or patent protection and are trademarks or registered trademarks of their respective holders. The use of brand names, product names, common names, trade names, product descriptions etc. even without a particular marking in this work is in no way to be construed to mean that such names may be regarded as unrestricted in respect of trademark and brand protection legislation and could thus be used by anyone.

Cover image: www.ingimage.com

This book is a translation from the original published under ISBN 978-620-6-72372-1.

Publisher:
Sciencia Scripts
is a trademark of
Dodo Books Indian Ocean Ltd. and OmniScriptum S.R.L publishing group

120 High Road, East Finchley, London, N2 9ED, United Kingdom
Str. Armeneasca 28/1, office 1, Chisinau MD-2012, Republic of Moldova, Europe
Printed at: see last page
ISBN: 978-620-8-14312-1

PREVALÊNCIA DA DOENÇA CELÍACA NA CIRROSE E O EFEITO DE UMA DIETA SEM GLÚTEN: UM ESTUDO PROSPECTIVO DE 100 CASOS

INTRODUÇÃO

A doença celíaca (DC) é uma enteropatia autoimune induzida pela ingestão de glúten, uma proteína derivada do trigo, centeio e cevada, em indivíduos geneticamente predispostos (HLA DQ2 ou DQ8)[1].

É uma doença comum, com uma prevalência registada de 1/100 a 1/150000 habitantes, mas é provavelmente subestimada devido à existência de formas pauci ou assintomáticas [].

Observam-se dois picos de incidência, o primeiro na infância e o segundo nos adultos entre os 20 e os 40 anos. O diagnóstico pode demorar mais tempo, sendo que 20% das formas adultas são diagnosticadas após os 60 anos[2].

As formas extradigestivas revelam a doença em mais de 80% dos casos [3]. Entre as manifestações extradigestivas, o envolvimento hepático é uma das mais frequentes.

O envolvimento do fígado na DC tem sido amplamente descrito na literatura através de séries de casos relatados nas últimas quatro décadas. A DC tem sido associada não só a hepatopatias auto-imunes, como a colangite esclerosante primária (CEP), a colangite biliar (CB) e outras doenças auto-imunes, mas também a uma série de outras doenças auto-imunes.

(CBP) e a hepatite autoimune (HAI), mas também a hepatite viral B e C e a esteato-hepatite não alcoólica (NASH), bem como a doença de Wilson, a cirrose e a hipertensão portal [4].

Estudos epidemiológicos suecos mostraram que os pacientes com DC têm um risco 2 a 6 vezes maior de desenvolver doença hepática durante o curso da doença e um risco estimado de 8 vezes maior de morte por cirrose em comparação com a população em geral[5]. A DC é pelo menos duas vezes mais comum em pacientes cirróticos do que na população em geral [4]. Uma associação entre cirrose de etiologia indeterminada (após exclusão de etiologias virais, metabólicas e tóxicas) e DC também foi sugerida e descrita na literatura (relatos de casos) [4, 6, 7]. O diagnóstico precoce da DC na cirrose permite iniciar a TFG e potencialmente prevenir a morbilidade e mortalidade de ambas as doenças.

Foram registados três casos de DC associados a cirrose nos dois departamentos de gastrenterologia de Nabeul e Monastir. Após uma revisão da literatura, realizámos este estudo com os seguintes objectivos

1) Determinar a prevalência da DC na cirrose

2) Avaliação do efeito do RSG na função hepática

PACIENTES E MÉTODOS

I. Tipo de estudo :

Trata-se de um estudo prospetivo, descritivo, observacional e bicêntrico de doentes cirróticos tratados nos serviços de gastrenterologia do Centro Hospitalar Universitário Mohamed Taher Maamouri (CHU) em Nabeul e do CHU Fattouma Bourguiba em Monastir entre 2015 e 2017.

II. População do estudo

Critérios de inclusão:

- Os doentes incluídos no estudo eram os que sofriam de cirrose, independentemente da etiologia subjacente, quer apresentassem ou não sinais digestivos.

- O diagnóstico de cirrose baseou-se em sinais de insuficiência hepatocelular e HP: clínico-biológicos, endoscópicos, imagiológicos e progressivos.

Critérios de exclusão:

Os doentes excluídos do nosso estudo são :
- doentes com hemorragia ativa na altura da endoscopia digestiva alta.

- Doentes a tomar anticoagulantes com perturbações da hemostase.

INR>1,7 e/ou plaquetas <30000elementos/mm^3.

- Doentes com tumores malignos que limitam a vida

- Doentes que tenham recebido um transplante de órgão.

- Doentes com insuficiência renal crónica em fase de diálise.

III. Metodologia :

Incluímos dois departamentos de gastroenterologia nos quais os gastroenterologistas participaram no nosso estudo. Idealmente, foi-lhes pedido que realizassem seis biópsias (duas do bulbo e quatro do duodeno) e pelo menos três biópsias. O protocolo do nosso estudo foi afixado em ambas as unidades de endoscopia gastrointestinal. A serologia para doença celíaca foi solicitada em todos os doentes incluídos.

IV. Recolha de dados :

Os dados foram recolhidos pelo médico responsável pelo estudo, através dos processos dos doentes. A recolha e a introdução dos dados duraram dois anos.

Os dados foram recolhidos utilizando um modelo (Anexo 1): Dados sobre cirrose incluídos:

- dados clínicos, biológicos e morfológicos para apoiar o diagnóstico de cirrose:
➤ sinais clínicos de insuficiência hepatocelular e HP

➤ dados biológicos, nomeadamente hemograma e fórmula sanguínea, nível de protrombina, INR, transaminases, bilirrubina total e conjugada, eletroforese de proteínas.
➤ dados morfológicos: sinais de HP na ecografia abdominal (dilatação do tronco portal, circulação venosa colateral, esplenomegalia e ascite) com dismorfias hepáticas e na endoscopia (varizes esofágicas, varizes gástricas e gastropatia hipertensiva)
- como é que a cirrose se desenvolve e quanto tempo dura

- gravidade da cirrose: A pontuação de Child-Pugh e a pontuação MELD foram calculadas para todos os doentes aquando da inclusão.
- Avaliação etiológica da cirrose :

➤ serologias virais B e C

➤ exames imunológicos; anticorpos antinucleares, anticorpos anti-músculo liso, anticorpos anti-LKM1, anticorpos anti-mitocondriais
➤ medição do peso das imunoglobulinas

➤ níveis lipídicos, níveis de açúcar no sangue

➤ Ecografia abdominal com Doppler
➤ O balanço do cobre, a alfa1-antitripsina, a ferritinemia, o coeficiente de saturação da transferrina.
- Complicações que ocorreram durante a evolução da cirrose e o seu tratamento:
➤ descompensação edemato-ascitica

➤ hemorragia digestiva

➤ encefalopatia hepática
➤ infeção espontânea do líquido da ascite
➤ Síndrome hepatorenal

➤ ascite refractária.

- Tratamento etiológico da cirrose :

➤ Tratamento antiviral
➤ Ácido ursodeoxicólico

➤ D-Penicilamina
➤ Azatioprina.

Dados sobre a doença celíaca incluídos:
- Dados serológicos :

Medição dos anticorpos anti-TTG e anti-EMA.

Os anticorpos anti-gliadina são menos sensíveis e menos específicos, pelo que não foram utilizados no nosso estudo.

No caso de um nível indctetável de IgA anti-TTG, foi efectuado um ensaio de IgA ponderado.

- Dados endoscópicos :

Aspeto endoscópico do duodeno na endoscopia oeso-gastroduodenal: aspeto crenelado das pregas duodenais, rarefação das pregas duodenais, pregas valvulares reduzidas, aspeto em mosaico, duodenite erosiva ou ulcerada, linfangiectasia duodenal.

- Dados histológicos: o resultado da biopsia duodenal.

Para os doentes com doença celíaca, especificámos :

- o intervalo entre o diagnóstico de cirrose e o de doença celíaca

- sintomas associados à doença celíaca

- se a biologia revela ou não uma síndrome de má absorção

- cumprimento da dieta sem glúten.

Os doentes com cirrose e MC foram seguidos até ao final de agosto de 2017.

V. Procedimentos de controlo :

- A monitorização foi efectuada uma vez por mês durante o primeiro trimestre, depois uma vez por trimestre durante um ano e, posteriormente, de acordo com as lesões hepáticas e intestinais.
- O controlo baseou-se em :

➢ Monitorização clínica: procura de aumento de peso e do desaparecimento ou melhoria dos sintomas e sinais clínicos, especialmente nos primeiros 3 meses.
➢ Controlo biológico: com análise do hemograma e da fórmula, da ferritina sérica, das provas de função hepática, das provas de função renal, da albumina sanguínea e dos níveis de protrombina.
➢ Monitorização serológica: ao fim de um ano, para detetar qualquer negativação dos auto-anticorpos.

➢ Monitorização histológica: pelo menos um ano mais tarde, procurando o recrescimento das vilosidades e uma redução da linfocitose intra-epitelial para o envolvimento intestinal.
➢ A monitorização da densitometria óssea foi indicada após um ano de GSR quando os resultados iniciais eram patológicos.
➢ Foi recomendada a monitorização por ultra-sons de 6 em 6 meses.

VI. Análise estatística :

Os dados foram codificados e introduzidos num computador SPSS 21.0, sendo as variáveis qualitativas descritas por proporções e as variáveis quantitativas por médias e desvio padrão. Para a análise univariada foi utilizado o teste Chi2 com um nível de significância de 5%.

VII. Pesquisa bibliográfica

Consultámos um grande número de artigos científicos na base de dados de vários sítios Web:

Pubmed: http://www.ncbi.nih.gov/pumed Science direct : http://www.sicencedirect.com Google scholar: http://www.scholargoogle.com Foram pesquisados artigos e revistas em francês e inglês, utilizando palavras-chave como doença celíaca, cirrose e histologia.

Consultámos igualmente as várias teses publicadas em sítios Web (a última pesquisa foi efectuada em abril de 2017).

A gestão da bibliografia e das referências bibliográficas foi efectuada com recurso ao software EndNote X7.

VIII. Considerações éticas :

O sigilo médico foi respeitado em todas as observações relativas à identidade e aos dados médicos dos pacientes. O conteúdo e o estado dos ficheiros foram respeitados.

Não temos conflitos de interesses a declarar.

IX. Definições operacionais :

IX .1. Diagnóstico positivo de cirrose :

O diagnóstico de cirrose foi baseado numa combinação de evidências clínicas, biológicas, morfológicas e endoscópicas. A biopsia hepática foi solicitada apenas quando o diagnóstico era incerto.

IX.2. Pontuações de prognóstico :

IX.2.a Pontuação de Child-Pugh:

Trata-se de uma pontuação de prognóstico para a cirrose. Esta avaliação baseia-se em cinco parâmetros: bilirrubina, albumina, tempo de protrombina (TP), ascite e encefalopatia (anexo 2).

IX.2.b Pontuação MELD: (modelo para doença hepática em fase terminal)

A pontuação MELD é utilizada para avaliar e prever a mortalidade a curto e médio prazo; três a doze meses após uma cirurgia como o TIPS ou uma cirurgia de grande porte em doentes com cirrose.

A pontuação MELD pode também ser utilizada para prever a mortalidade numa série de situações clínicas, como a hepatite alcoólica, a síndrome hepatorrenal tipo 2, a sépsis na cirrose, a insuficiência hepática aguda e a rutura de varizes esofágicas.

Esta pontuação inclui quatro variáveis: concentração sérica de bilirrubina total (Tb), creatinina sérica, INR e causa da cirrose (Anexo 3).

IX.3. Diagnóstico positivo de doença celíaca :

IX.3.a Serologia da doença celíaca :

Um valor para anticorpos anti-EMA (ensaio de imunoabsorção enzimática) é considerado positivo se for ≥ 10 UI/mL, e um nível de anticorpos anti-TTG (ensaio de imunofluorescência indireta) é considerado positivo se for ≥ 20 UI/mL.

IX.3.b Diagnóstico histológico da doença celíaca :

- As biópsias duodenais são fixadas numa solução de formalina a 10% e analisadas por patologistas experientes.
- Não foram informados do nosso estudo.

- As anomalias histológicas são classificadas de acordo com o estádio de Marsh-Oberhuber (Anexo 4).

Note-se que o grau mais grave de atrofia é tido em conta quando existem dois graus de atrofia nas biopsias.

O diagnóstico de DC é aceite quando a serologia celíaca é positiva com atrofia das vilosidades duodenais, ou seja, estádio III de Marsh-Oberhuber[6] (apêndice 5).

A. Caraterísticas sócio-demográficas e clínicas dos doentes

1) Caraterísticas sócio-demográficas :

Foram incluídos no nosso estudo 100 doentes, 55 homens e 45 mulheres (rácio de sexos 1,22). A idade média dos nossos doentes foi de 57 anos (variação 18-94 anos), sendo que a maioria tinha mais de 40 anos de idade (89%). A Figura 1 mostra a distribuição dos pacientes por idade.

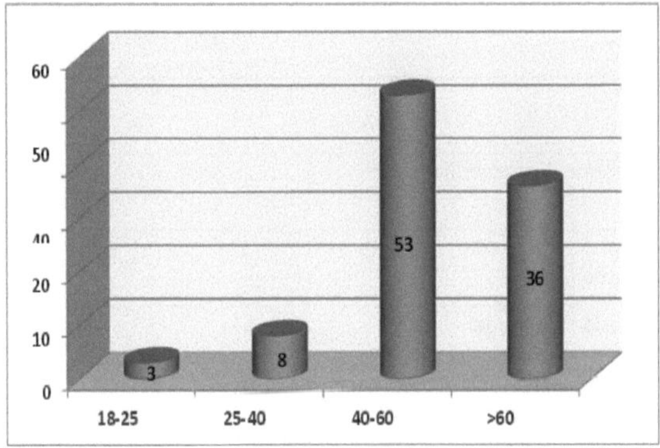

Figura 1: Distribuição dos doentes por grupo etário.

O seguimento médio dos nossos doentes com cirrose foi de 5,6 anos (2-15 anos). Foi registada uma história de doenças auto-imunes em 13% dos casos. O alcoolismo crónico foi observado em 5% dos casos. As caraterísticas sócio-demográficas e dos doentes são apresentadas na Tabela 1.

Quadro 1: Caraterísticas sociodemográficas e clínicas dos doentes

variáveis	N (=100)
Idade (anos) : -<menos de 40 ->40 anos	11 89
Rácio entre os sexos (M/F)	1,22
Tabagismo ativo	16
Alcoolismo crónico	5
Diabetes tipo 2	6
HTA	28
Síndrome dismetabólico	29
Factores de risco da hepatite	69
História familiar de doença hepática crónica	6
Doenças auto-imunes Tiroidite autoimune Diabetes tipo 1 Vitiligo	 9 3 1

2) Caraterísticas da cirrose :

Na nossa série, o diagnóstico de cirrose foi feito com base em evidências clínicas, biológicas, endoscópicas e evolutivas. A análise histológica do fígado foi efectuada em 7% dos casos. A cirrose criptogénica foi a mais frequente, ocorrendo em 39% dos casos. As outras causas de cirrose estão representadas na Figura 2.

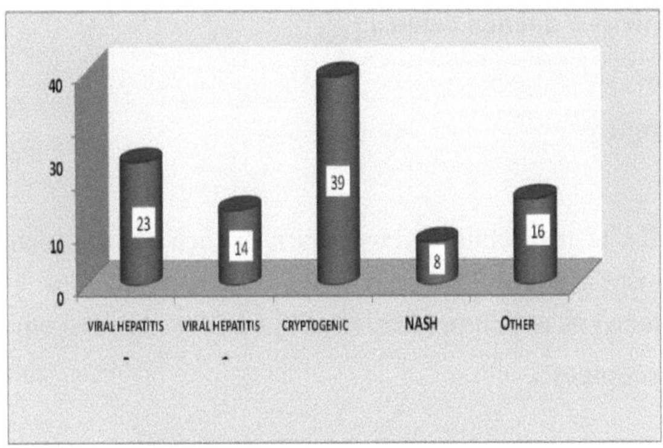

Figura 2: Etiologias da cirrose

Na altura da inclusão, 91% dos doentes apresentavam cirrose descompensada. As caraterísticas da cirrose são apresentadas na Tabela 2.

Quadro 2: Caraterísticas da cirrose

	Hepatite viral B	Hepatite viral C	Criptogénico	NASH	Outros
Pontuação Criança - pugh A B C	6 14 3	10 3 1	12 23 4	6 2 0	7 8 1
Pontuação MELD - ≤12 - > 12	8 15	9 15	20 19	5 3	8 8
Tratamento etiológico Sim Não	17 6	0 14	0 39	0 8	10 6
Hemorragia gastrointestinal superior secundária a PH	3	2	13	2	3
Descompensação do edema ascítico	15	7	23	1	6
Infeção espontânea por fluidos ascite	9	0	3	0	0
Encefalopatia hepática	3	1	6	2	0
Síndrome hepatorenal	0	0	2	0	4
Hidrotórax	1	0	3	0	1

11

B. Dados relativos à doença celíaca :

1) Dados serológicos :

Foram efectuados testes imunológicos para a doença celíaca (determinação dos anticorpos anti-EMA e anti-TTG) em todos os nossos doentes. O resultado foi positivo para ambos os anticorpos em 4% dos casos e negativo em 86%.

2) Dados endoscópicos :

Todos os nossos pacientes foram submetidos a endoscopia esogastroduodenal (EOGD) com biópsias duodeno-jejunais. Os achados endoscópicos são mostrados na Tabela 3.

Quadro 3: Os diferentes aspectos endoscópicos do duodeno

Aspectos endoscópicos duodeno	Número de casos	Percentagem (%)
Normal	86	86%
Redução de dobragem duodenal	1	1%
Aspeto de mosaico	4	4%
Aspeto crenelado das pregas	1	1%
Duodenite ulcerosa	4	4%
Duodenite congestiva	2	2%
Aspeto de linfangiectasia	2	2%

3) Dados histológicos :

Os dados das biopsias duodenais efectuadas durante o EOGD estão resumidos na Tabela 4.

Quadro 4: Dados histológicos das biopsias duodenais

Resultados da biopsia duodenal	Número de casos	Percentagem (%)
Normal	84	84%
Atrofia das vilosidades	4	4%
Hiper linfocitose intraepitelial	3	3%
Duodenite inflamatória	9	9%

C. Prevalência da doença celíaca no nosso estudo:

Apenas um doente apresentou sorologia positiva para DC com atrofia vilosa na biópsia duodenal, confirmando o diagnóstico de DC. Assim, a prevalência de DC em doentes cirróticos no nosso estudo é de 1%. A etiologia da cirrose neste doente era criptogénica. A prevalência da DC na cirrose criptogénica é de 2,5%.

D. Análise das observações :

De seguida, relatamos o caso de um doente com cirrose e DC detectado pelo nosso estudo, bem como os três casos de DC e cirrose recolhidos nos serviços de gastroenterologia de Nabeul e Monastir.

1) Primeira observação:

O doente M.S., de 41 anos, com antecedentes de anemia ferropénica, que tinha iniciado uma terapêutica marcial sem exploração, consultou o seu médico com uma síndrome anémica constituída por astenia e tonturas associadas a uma distensão abdominal que evoluía há quinze dias antes do internamento. O exame clínico revelava magreza (IMC = 18,7 kg/m²), palidez das conjuntivas e perturbações tróficas da pele e das mucosas (hipoplasia do esmalte dentário com cabelos secos e rarefeitos). O exame neurológico era normal. O exame abdominal revelou um abatimento inclinado dos flancos, CVC e SMG. O exame biológico inicial revelou :

-Síndrome de má absorção com anemia grave (Hb = 3g/dl) hipocrómica (CCMH = 27g/dl) microcítica (VGM = 73fL), deficiência de ferro (ferritinemia de 4 µg/L), hipocolesterolemia de 2mmol/L (N: 3,7 a 6,50), hipo-trigliceridemia de 0,5 mmol/L (N: 0,6 a 1,7) e hipoalbuminemia de 23 g/L.

- O cálcio sérico corrigido estava normal.

- Citólise hepática: ASAT 2N e ALAT 1,5N.

- Os tempos de coagulação eram normais.

-A ascite era transudativa e pobre em células.

Perante este quadro biológico, que combinava hipocolesterolemia com anemia por deficiência de ferro e hipoalbuminemia, suspeitou-se de má absorção.

Um interrogatório complementar revelou perturbações digestivas de longa data, com alternância entre trânsito normal e diarreia intermitente, e episódios de anemia resistentes à terapêutica marcial. Uma endoscopia digestiva alta revelou pequenas varizes esofágicas (grau 1) e gastrite hipertensiva moderada com pregas duodenais crenadas (imagem 1).

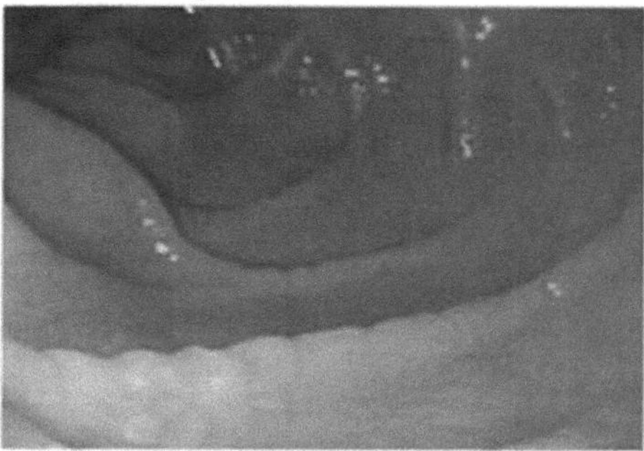

Imagem 1: aspeto crenelado das pregas duodenais

O exame patológico revelou atrofia total das vilosidades e hiperplasia das criptas com linfocitose epitelial (imagem 2).

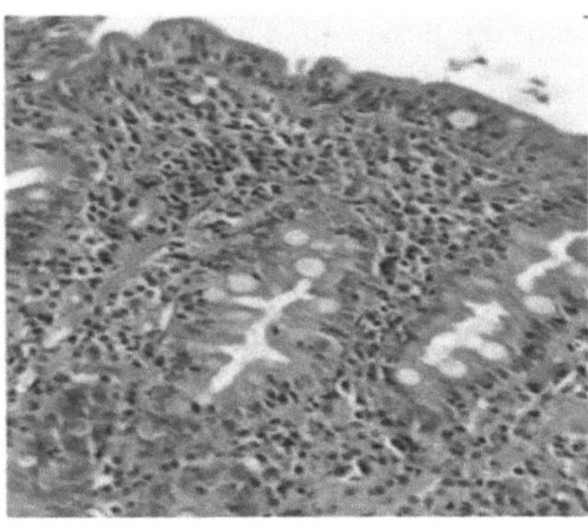

Imagem 2: Aspeto histológico de uma biopsia duodenal que mostra atrofia vilosa com hiperplasia das criptas

Os anticorpos IgA anti-TTG e anti-EMA eram positivos. O diagnóstico de DC foi aceite.

No âmbito da investigação etiológica da HP, uma ecografia abdominal revelou dismorfia hepática, SMG e CVC com uma quantidade moderada de derrame peritoneal.

O diagnóstico de cirrose baseou-se na evidência clínico-biológica, radiológica e endoscópica de HP e insuficiência hepatocelular. Foi classificada como Child - Pugh B7.

Os exames etiológicos para cirrose, incluindo serologia viral (B e C), exames imunológicos e exames de cobre, foram negativos.

O doente começou a tomar RSG. A evolução foi favorável, com resolução da ascite com tratamento diurético, resolução dos sintomas digestivos e recrescimento viloso significativo nas biopsias duodenais efectuadas um ano depois.

No que respeita à função hepática, verificou-se uma melhoria da pontuação Child-Pugh: A5 ao fim de 1 ano. O doente não apresentou qualquer descompensação da cirrose após um seguimento de 3 anos. A tabela 5 resume os exames laboratoriais do doente.

Quadro 5: Resultados dos ensaios biológicos para a primeira observação

Parâmetros	Resultados
Leucócitos Plaquetas Taxa de protrombina Albuminemia Bt ASAT ALAT Fosfatases alcalinas GGT Vitamina B12 Anti-fator intrínseco Ac Anti-célula parietal Ac	2500 (N : 4-10 elm/mm³) 88000 (N : 150-400 × 10³) 74% (N: 75-100 %) 23(<17µmol/l) 23 (N: 35-50 g/L) 81 IU/L (N: 5-45 IU/L) 70 IU/L (N: 5-45 IU/L) 314 IU/L (N: 98-279 IU/L) 151 UI/L (N: 11-50 UI/L) 350 (130 e 800 ng / l) Negativo Negativo
Anti-TTG Ac Anti-EMA Ac	Positivo Positivo

2) Segunda observação:

O Sr. L.A., de 39 anos, sem antecedentes patológicos particulares, foi admitido para investigação de perturbações do trânsito de tipo diarreia-constipação alternada com dores abdominais epigástricas que evoluíam há 3 meses num contexto de deterioração do estado geral.

Ao exame físico, o estado geral do doente apresentava poucas alterações, com um índice de massa corporal (IMC) de 24,8 kg/m². O doente tinha a pele e as mucosas pálidas e estava apirético. O exame abdominal revelou SMG.

Os exames laboratoriais revelaram pancitopenia: leucopenia (os glóbulos brancos eram $1,9 \times 10^3$ el/mm³), anemia microcítica hipocrómica por deficiência de ferro (6,3g/dL) e trombocitopenia (110×10^3 el/L).

Observou-se citólise hepática, com predomínio de ASAT a 1,5 vezes o normal: 60 UI/L (N < 40 UI/L) e ALAT a 1,35 vezes o normal: 54 UI/L (N < 40 UI/L).

Os testes de colestase, os níveis de protrombina (PT), os perfis lipídico e renal, os níveis de albumina, a glicemia e os níveis de cálcio no sangue eram todos normais.

As serologias virais (B e C) e os testes imunológicos (Ac anti-nuclear, Ac anti-músculo liso e Ac anti-LKM1) foram negativos, com um ensaio de peso de Ig normal. O exame oftalmológico não revelou a presença de anel pericorneano.

O perfil de cobre e o teste de alfa 1 antitripsina eram normais. Os anticorpos anti-EMA e anti-TTG eram positivos. A ecografia abdominal mostrou um fígado aumentado com ecoestrutura normal, contornos regulares e esplenomegalia. O tronco portal e a veia esplénica eram de calibre normal. A endoscopia digestiva alta revelou grandes varizes esofágicas (grau II) com um aspeto em mosaico da mucosa duodenal.

A biópsia duodenal mostrou atrofia vilositária total (imagem 3) consistente com doença celíaca sem sinais histológicos de malignidade.

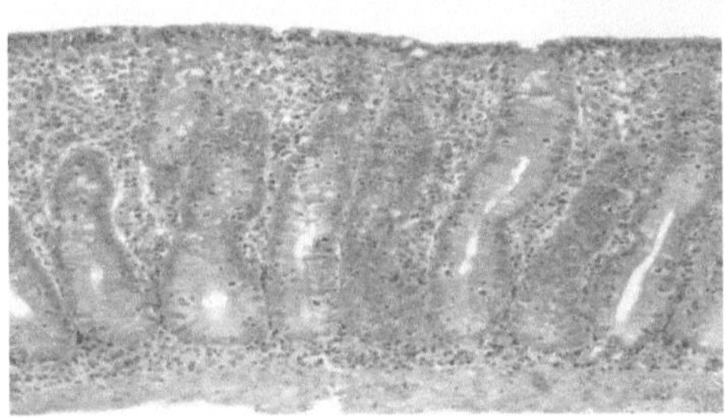

Imagem 3: Biópsia duodenal mostrando atrofia vilositária total
A colonoscopia também foi normal.

A biópsia hepática transparietal (TPL) revelou uma doença hepática crónica no estádio de cirrose mínima classificada como A1F4 de acordo com Metavir (imagem 4).

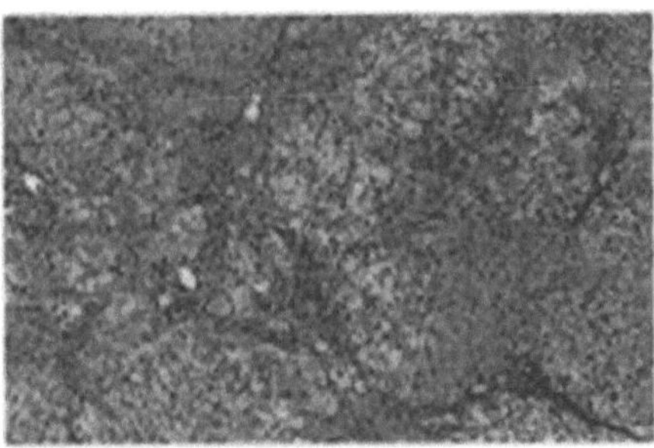

Imagem 4: biópsia hepática mostrando doença hepática em estágio de cirrose

Com base nestes dados clínicos e paraclínicos, o diagnóstico foi de cirrose criptogénica associada a DC. A cirrose foi classificada como Child-Pugh A5. O doente foi medicado com RSG com boa adesão. Foi prescrita suplementação vitamínica e terapia marcial. Um controlo clínico aos 3 meses revelou um aumento de peso de 2 kg. Ao fim de um ano, os anticorpos específicos tinham-se tornado negativos e a atrofia das vilosidades tinha regredido na biopsia duodenal.

Biologicamente, a citólise hepática regrediu; ALT: 50IU/l (1,1N), ASAT: 45IU/l (N), e os níveis de albumina e protrombina estavam estáveis (normais). Foi planeada uma PBH de seguimento, com o acordo do doente, para avaliar o efeito do RSG na regressão da fibrose.

Os resultados dos ensaios laboratoriais são apresentados no quadro 6.

Quadro 6: Resultados das investigações biológicas para a segunda observação

Parâmetros	Resultados
Leucócitos Hemoglobina VGM	1,9 × 103/L (N: 4-10 × 103/L)
CCMH	6,3 g/dL (N: 115-160)
Inserções	55 fl (N: 84-96)
Velocidade de sedimentação	27 % (N : 31-36)
Velocidade de protrombina	110 ×103/L (N: 150-400 × 103)
Albuminemia Protidemia	17 mm (N < 20 mm)
Glicose no sangue Colesterol	90 % (N : 75-100 %)
Bilirrubina total ASAT	38 (N: 35-50 g/L)
ALAT	70 (N: 60-80 g/L)
Fosfatases alcalinas GGT	4,9 mmol/L (N: 3,33-6,10
Cálcio sérico Creatinina Ferro	mmol/L)
sérico Ferritinemia Antigénio HBs	2,1 mmol/L (N: 3,47-6,45
Anticorpos anti-HVC Anticorpos	mmol/L)
anti-TTG Anticorpos anti-EMA	8 mol/L (N: 1-12mol/L)
Anticorpos anti-nucleares	54 IU/L (N: 5-45 IU/L)
Anticorpos anti-músculo liso	60 IU/L (N: 5-45 IU/L)
Anticorpos anti-mitocôndria	61 UI/L (N: 98-279 UI/L)
Anticorpos anti-KLM1	40 UI/L (N: 11-50 UI/L)
	1,88 mmol/L (N: 2,1-2,6 mmol/L)
	61 µmol/L (N: 53-97 µmol/L)
	3,30 mmol/L (N:2,49-7,49
	mmol/L)
	2,13 µg/L (N: 15-150 µg/L)
	Negativo Negativo Positivo
	Positivo Negativo Negativo
	Negativo
	Negativo Negativo

VGM: volume corpuscular médio; CCMH: concentração de hemoglobina corpuscular média; LDH: lactato desidrogenase

3) Comentário 3:

O doente H.M.J, de 20 anos de idade, de um casamento consanguíneo (1er grau), foi admitido para investigação de iterícia colestática com dor no hipocôndrio direito. O interrogatório revelou uma história familiar de morte no período neonatal e durante a infância de um irmão e dois primos com iterícia de etiologia não especificada. Não tinha antecedentes pessoais patológicos particulares. O doente fumava 4 vezes por dia e não tinha antecedentes de consumo de álcool ou factores de risco de hepatite.

A sintomatologia, com 1 mês de evolução, iniciou-se com dor abdominal, seguida do aparecimento de iterícia mucocutânea com urina escura e sem descoloração das fezes, evoluindo num contexto de emagrecimento não quantificado. Ao exame clínico, o doente apresentava-se apirético e magro (IMC = 17kg/m²), com iterícia mucocutânea e sem sinais de insuficiência hepatocelular. As constantes hemodinâmicas e respiratórias eram normais. O exame neurológico não apresentava alterações. O exame abdominal revelou ligeira sensibilidade no hipocôndrio direito e MGS, sem hepatomegalia, CVC ou ascite. O exame dermatológico revelou lesões papulosas e escamosas no tronco, ambos os antebraços e ambos os membros inferiores, com pigmentação das palmas das mãos e plantas dos pés (imagem 5).

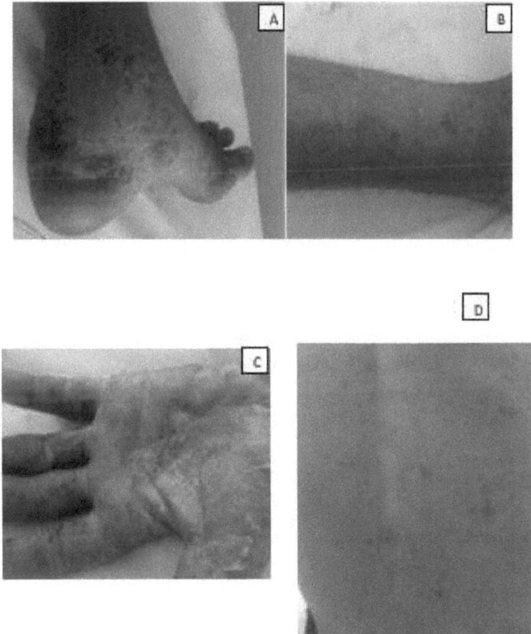

Imagem 5: Escamas e bolhas nas extremidades (A-B), pigmentação nas palmas das mãos e nos pés (A-C), lesões eritematosas no tronco e nas pernas (B, D).

O exame biológico revelou :

- Hemograma e fórmula normais sem hiper eosinofilia.

- Citólise hepática, com predomínio de ALT (55 vezes o normal) e ASAT 95 vezes o normal.

- Colestase hepática itérica: fosfatases alcalinas a 1,5 N, GGT a 2 N, Bt a 540 µmol/l (N < 17 µmol/l), predominantemente conjugada a 401 µmol/l.

- Insuficiência hepatocelular: nível de protrombina 40%, INR 1,69, hipoalbuminemia 27 g/L e hipocolesterolemia 2 mmol/L.

A ecografia abdominal mostrou :

➤ Um fígado normal,

➤ Um SMG homogéneo,

➤ Uma vesícula biliar espessada e não distendida com alitíase,

➤ Vias biliares intra e extra-hepáticas não dilatadas. A endoscopia oeso-gastro-duodenal tinha registado :

➤ A ausência de varizes esofágicas e/ou gástricas

➤ Gastrite erosiva fúndica

➤ Antrite congestiva

Trata-se de um caso de hepatite aguda grave num doente de 20 anos com antecedentes familiares de iterícia não marcada.

- Foi efectuada uma investigação etiológica exaustiva:

➤ Causas medicamentosas e tóxicas excluídas no exame

➤ Serologias virais A / B / C / E negativas

➤ O exame oftalmológico revelou a presença de um anel de Kayser-Fleischer (bilateral).

☐ Dados os seguintes argumentos :

- Idade jovem

- História familiar de iterícia

- O quadro da hepatite aguda

- A presença de um anel de Kayser-Fleischer bilateral levou ao diagnóstico da doença de Wilson.

Foi efectuada uma avaliação de cobre e o tratamento com D-Penicilamina foi iniciado antes de os resultados da avaliação estarem disponíveis. O exame neurológico especializado revelou abolição dos reflexos aquileus e polineuropatia axonal sensitivo-motora nos quatro membros proximais e distais, com maior gravidade nos dois membros inferiores à eletromiografia. Na ressonância magnética cerebral, o eixo hipotálamo-hipofisário apresentava-se normal, com hipersinal T1 bipalidal, sugestivo de envolvimento cerebral na doença de Wilson.

A ecografia cardíaca era normal.

O doente foi também a uma consulta de dermatologia, onde lhe foram sugeridos vários diagnósticos: porfíria, toxidermia, etc. Foram efectuadas biópsias cutâneas, mas não foram específicas (lesões cicatriciais). O doente foi submetido a um tratamento tópico (vaselina salicilada / solução anti-séptica / tratamentos com eosina).

➤ As serologias de hepatites virais não alfabetizadas: citomegalovírus (CMV), IISV1 e 2 foram negativas. A serologia do vírus Epstein-Barr (EBV) era consistente com uma infeção de longa data. A serologia do VIH foi negativa.
➤ Causas infecciosas não virais: serologia sifilítica, serologia Vidal = negativa
➤ Anticorpos antinucleares, anti-músculo liso, anti-LKM1 e anti-mitocondrial = negativos.

O teste de Ig ponderado revelou IgM a 1,11 g/l (N = 0,55-1,96 g/l), IgA a 1,55 g/l (N = 0,77-2,48) e IgG normal.

➤ Medição da ferritina sérica, ceruloplasmina, cupraemia, cuprúria, $\alpha 1$ antitripsina = normal.
➤ Exame da porfiria = normal

O doente foi inicialmente mantido em D-Penicilamina com suplementação de vitamina K. Clinicamente, verificou-se o desaparecimento das lesões cutâneas e uma melhoria inicial da iterícia, sem desaparecimento.

As alterações biológicas são apresentadas no Quadro 7.

Quadro 7: Alterações no controlo biológico

Data: 2014 Balanço	23 de agosto	31 de agosto	setembro	dezembro
ASAT	42 N	26 N	11 N	2 N
ALAT	25 N	19 N	4 N	7 N
Bil T/C	510/497	496/400	426/390	206/127
PAL	1,25 N	1,5 N	1,5 N	5 N
GGT	normal	1,5 N	normal	6 N
TP	26%	39%	58%	35%

A PBH transparietal, realizada quando o TP era de 58%, mostrou: Doença hepática crónica ativa em fase de cirrose, com lesões como balonamento e clarificação de hepatócitos, esteatose microvacuolar, sinais de colestase e infiltrado inflamatório de neutrófilos. Não havia sobrecarga de ferro e a coloração de Perls era negativa (imagem 6). Este aspeto poderia sugerir esteato-hepatite, citopatia mitocondrial ou doença de Wilson. No entanto, a coloração de rodanina era negativa e os níveis de cobre hepático eram normais (0,45µmol/g de tecido seco).

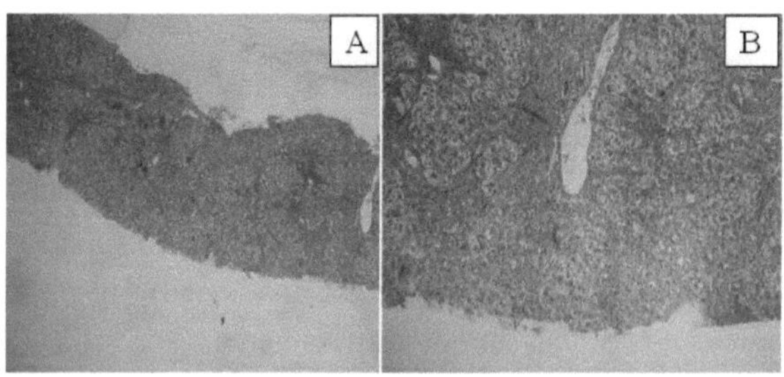

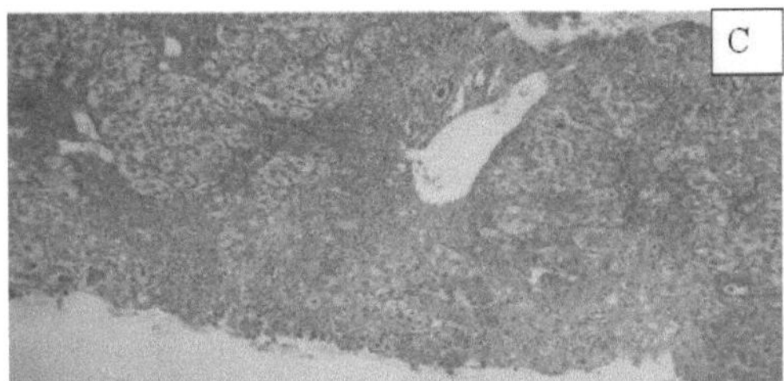

Imagem 6: Secções histológicas de biopsia hepática mostrando: doença hepática crónica ativa em fase de cirrose (A+B), esteatose microvacuolar e um infiltrado inflamatório de neutrófilos (C)

➤ Citopatia mitocondrial, mas o envolvimento dos sistemas nervoso central e periférico era subclínico e o envolvimento hepático era inaugural.

➤ Hipermanganesemia familiar: níveis normais de manganês

➤ Doença celíaca

• A endoscopia digestiva alta foi repetida e revelou uma gastrite antral congestiva e ulcerada com um aspeto em mosaico da mucosa duodenal.

• Biópsias duodenais: o exame patológico revelou uma atrofia vilositária total com hiperlinfocitose intra-epitelial (>40%) e um infiltrado inflamatório linfoplasmocitário.

• A serologia da DC foi positiva para anticorpos anti-TTG e anti-EMA.

• Relatámos um caso de hepatite aguda grave num fígado com doença hepática crónica criptogénica reveladora de DC.

O doente foi medicado com RSG, que foi mal monitorizado. Foi reinternado um mês depois com descompensação edemato-ascitica, infeção do líquido ascítico e encefalopatia hepática em estádio II. Foi medicado com antibióticos.

A cirrose foi classificada como Child-Pugh C, MELD 33 A TC abdominal mostrou:

☐ Contraste nodular retroperitoneal (D3?)

☐ Adenomegalia mesentérica homogénea múltipla

☐ Jejunização do intestino ileal

☐ Permeabilidade dos vasos digestivos

Suspeitou-se de linfoma. A jejunoscopia mostrou múltiplas úlceras duodenais com centros necróticos (imagem 7). As biopsias jejunais revelaram duodenojejunite ulcerada.

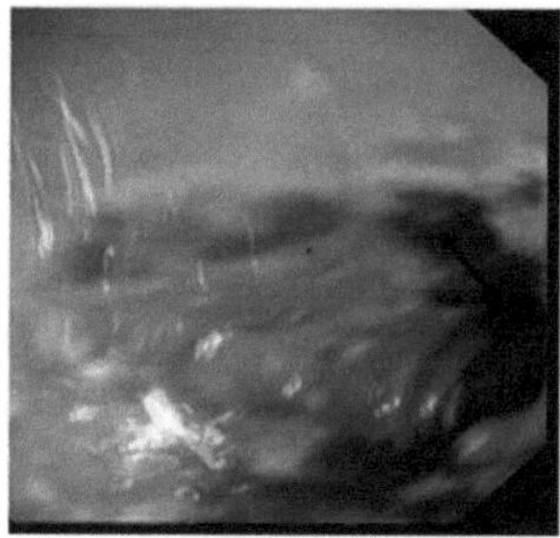

Imagem7 : Aspeto endoscópico da jejunite ulcerada e necrótica
Após 7 meses de seguimento, o doente morreu de septicemia por Stenotrophomonas Maltofilia (BGN). O quadro 8 resume as investigações laboratoriais do doente.

Quadro 8: Resultados das investigações biológicas na terceira observação

Parâmetro	Resultados
Leucócitos Hemoglobina Taxa de protrombina Albuminemia Bt Bc ASAT ALAT Fosfatases alcalinas GGT Antigénio HBS sérico Anticorpos anti-HVC Serologia de HSV1 e 2 Serologia de CMV Serologia do VIH Serologia do EBV	12300 (N: 4-10 × 10³/L) 13,4 (N : 115-160) 40% (N: 75-100 %) 27 (N: 35-50 g/L) 540 µmol/l (<17µmol/l) 401 µmol/l (<17µmol/l) 4275 IU/L (N: 5-45 IU/L) 2475 IU/L (N: 5-45 IU/L) 418 IU/L (N: 98-279 IU/L) 100 UI/L (N: 11-50 UI/L) 859µg /L (30 - 300 µg /L) Negativo Negativo Negativo Negativo Negativo Negativo Negativo Negativo Antiga imunidade
Anticorpos anti-TTG Anticorpos anti-EMA Ceruloplasmina Cupraemia Cupruria α 1 antitripsina Porfirina urinária Porfirina fecal	Positivo Positivo 0,27 g/L (0,15-0,6) 0,91mg/L (0,6-1,4mg/l) 83 µg/24h(<100 µg /24h) 2,84g/L (0,9 -2g/l) 15,3 nmol/L (<30) 13nmol/g fezes (<200)

4) Observação 4:

O doente H.H, de 48 anos, sem antecedentes patológicos de relevo, foi admitido para investigação de uma distensão abdominal que evoluía há três semanas antes da admissão.

Um questionamento cuidadoso revelou uma história de intolerância ao glúten diagnosticada aos 18 anos, mas o paciente não estava a ser monitorizado e não estava a fazer uma dieta alimentar.

O exame clínico revelou que o doente se encontrava em bom estado geral, com um IMC de 19,47 kg/m² e edema dos membros inferiores. O exame neurológico não apresentava alterações. O exame abdominal revelou ascite moderada e CVC.

No exame de biologia, o paciente tinha:

• anemia microcítica hipocrómica de 9g/dl, deficiência de ferro (ferritina sérica de 27 µg/l).

• Citólise hepática: ALT 1,6 N, ASAT 1,12 N, sem colestase.

• A taxa de protrombina baixou para 63%.

• Síndrome de má absorção biológica: anemia por deficiência de ferro, hipocolesterolemia e hipoalbuminemia

A ecografia abdominal mostrou um fígado dismórfico com ecoestrutura heterogénea, sinais de HP, SMG e ascite moderada, com trombose da veia porta.

A endoscopia digestiva alta revelou grandes varizes esofágicas (grau II) com um aspeto congestivo da mucosa duodenal.

A biopsia duodenal revelou atrofia vilositária total consistente com DC sem sinais histológicos de malignidade.

A serologia da DC foi positiva para anticorpos anti-EMA e anti-TTG.

O diagnóstico foi de cirrose descompensada edemato-ascítica associada a DC e trombose da veia porta. A cirrose foi classificada como Child-Pugh B8.

No exame etiológico da cirrose, as serologias virais B e C e o exame imunológico foram negativos.

O balanço de cobre e o teste de alfa 1 antitripsina estavam normais.

Os exames de trombofilia revelaram uma redução da proteína C: 55% (VN: 70-120%) e da proteína S: 30% (VN: 65-140%). O doente foi colocado em RSG, um tratamento marcial com suplementação vitamínica. Foi prescrito um tratamento anticoagulante após a erradicação das varizes do esófago por ligadura elástica.

Uma angioscan abdominal, efectuada após 6 meses de tratamento anticoagulante, constatou a persistência de trombose do tronco portal. O doente apresentava um fraco cumprimento da GVSR, com serologia positiva para a DC e atrofia vilositária total persistente ao exame histológico.

Passados 9 meses, o doente sofreu uma segunda descompensação edemato-ascitica com necessidade de tratamento diurético, com boa evolução. A cirrose foi classificada como Child-Pugh B9. O quadro 9 resume os exames laboratoriais do doente.

Quadro 9: Resultados dos inquéritos biológicos para a quarta observação

Parâmetros	Resultados
Leucócitos Hemoglobina Plaquetas VGM Níveis de protrombina Níveis de albumina Níveis de glucose no sangue Bt ASAT ALAT Fosfatases alcalinas GGT Creatinina mAb anti-TTG mAb anti-EMA Anticorpos anti-nucleares	4500 (N: 4-10 × 10³/L) 90 (N : 115-160) 141000 (N : 150-400 × 10³) 71fl (N: 84-96) 63% (N : 75-100 %) 32(<17µmol/l) 4,8 mmol/L (N: 3,33-6,10 mmol/L) 19 (N: 35-50 g/L) 64UI/L (N: 5-45 UI/L) 45 IU/L (N: 5-45 IU/L) 114 IU/L (N: 98-279 IU/L) 35 IU/L (N: 11-50 IU/L) 72µmol/L (N: 53-97 µmol/L) Positivo Positivo Negativo
Anticorpo anti-músculo liso Anticorpo anti-mitocôndria Anticorpo anti-KLM1 Serologia viral B/C	Negativo Negativo Negativo Negativo Negativo

O quadro 10 resume os dados clínicos, biológicos e evolutivos dos quatro casos.

Tabela 10: Tabela comparativa dos quatro casos e avaliação da função hepática antes e depois da dieta sem glúten

Doentes	O nosso doente		Casos já comunicados					
	Observação 1		Observação 2		Observação3		Observação 4	
Género	Masculino		Masculino		Masculino		Masculino	
Idade	41		39		20		48	
Causas da cirrose	Criptogénico		Criptogénico		Criptogénico		Criptogénico	
Doença renal associada	Não		Não		Não		Não	
Pré-Pós RSG	Pré	Correio	Pré	Correio	Pré	Correio	Pré	Correio
Ac Anti EMA	+	-	+	-	+		+	+
Anti TTG Ac	+	-	+	-	+		+	+
Estádio Marsh	IIIc	II	IIIc	IIIc	IIIc		IIIc	IIIc
IMC	18,7	21,6	24,8	25,85	16,9		19,74	21,5
BT	20	11	10	15	592		67	78
ASAT	81	55	54	45	420		45	60
ALAT	70	62	60	50	2200		64	87
TP	74%	77%	90%	87%	52%		63%	50%
Albumina	23	36	38	37	27,5		29	25
Fosfatase alcalina	314	211	61	75	418,5		114	234
INR	1,4	1,52	1,6	1,54	1,69		1,59	1,8
Creatinemia	57	53	65	58	65		43	82
Pontuação Criança	B7	A5	A5	A5	C		B8	B9
Pontuação da fusão	12	11	12	11	26		17	19
Complicações:								
Hemorragia digestiva	0	0	0	0	0		+	0
Síndrome hepatorenal	0	0	0	0	0		0	0
Encefalopatia hepática	0	0	0	0	+		0	0
DOA	+	0	0	0	+		+	0
Mortes	Não		Não		Sim		Não	

DISCUSSÃO

O nosso estudo incluiu 100 doentes, com idade média de 57 anos [18; 94], com cirrose de várias etiologias que foram submetidos a serologia da DC associada a biopsia duodenal. O objetivo deste estudo foi determinar a prevalência da DC em doentes cirróticos e avaliar o efeito da RGE na função hepática em casos de DC associada. No final do estudo, a prevalência da DC na cirrose foi estimada em 1% em todas as etiologias e em 2,5% na cirrose criptogénica. A sensibilidade do teste serológico para a DC foi de 100%. Nos quatro pacientes com DC, a RSG melhorou a função hepática em dois casos e estabilizou a função hepática num caso. A mediana do seguimento foi de 16 meses [16; 48 meses]. O nosso trabalho é interessante porque estuda prospectivamente doentes com cirrose comprovada e determina a prevalência da DC com base na serologia da DC e na biopsia duodenal (o Pr Azzouz colocou um ponto de interrogação sobre isto - devo apagá-lo?). No entanto, são necessários trabalhos em maior escala e com um acompanhamento mais longo para estudar a manutenção da melhoria da função hepática sob RSG ao longo do tempo e a evolução da cirrose (regressão, estabilização, progressão). São também necessários mais estudos para determinar se a DC aumenta o risco de cirrose e para verificar a exatidão da especificidade de 100% dos anticorpos anti-EMA no rastreio da DC em doentes cirróticos. O facto de a DC estar presente em doentes cirróticos com outras etiologias que explicam a lesão hepática sugere um achado concomitante em vez de um efeito específico no fígado, mas isto ainda está por demonstrar. A associação entre cirrose criptogénica e DC também continua por demonstrar através de estudos de rastreio da DC em doentes com cirrose de etiologia indeterminada. De seguida, propomo-nos rever a fisiopatologia da DC e a lesão hepática na DC. Em seguida, faremos uma revisão da literatura sobre a associação entre a DC e várias doenças hepáticas crónicas.

A- Lembrete

1) Definição de doença celíaca :

A DC é definida pela Sociedade Europeia de Pediatria, Gastroenterologia, Hepatologia e Nutrição como uma enteropatia autoimune secundária à ingestão de glúten, uma proteína derivada do trigo, centeio e cevada, em indivíduos geneticamente predispostos (HLA-DQ2 ou DQ8)[7] . Caracteriza-se por uma inflamação crónica do intestino delgado que leva à atrofia das vilosidades, o que prejudica a digestão e a absorção intestinais. O diagnóstico da DC em adultos baseia-se na serologia celíaca e na histologia intestinal.O RSG é atualmente o único tratamento disponível. Este tratamento, puramente dietético, conduz a uma regressão dos sintomas, a uma melhoria do estado nutricional e a uma cicatrização da mucosa intestinal. Os sintomas podem ser digestivos ou extra-digestivos, ou mesmo ausentes; estas duas últimas situações são atualmente as mais comuns, o que torna o diagnóstico mais difícil [6].

2) Prevalência da doença celíaca:

É uma doença comum, com uma prevalência registada de cerca de 1 em 200 a 1 em 100 na Europa e nos Estados Unidos, e de 1 em 300 na Irlanda. No Norte de África, a prevalência é próxima da observada na Europa, particularmente na Tunísia, onde é estimada em 1/700 em dadores de sangue (rastreados por auto-Ac)[8] (fig. 3). Nos doentes cirróticos, a prevalência da DC é pelo menos duas vezes superior à da população em geral[9, 10].No nosso estudo, a prevalência da DC entre os cirróticos é estimada em 1%, ou seja, 7 vezes a prevalência da DC na população tunisina em geral. Existem dois picos de incidência da DC, o primeiro na infância e o segundo nos adultos entre os 20 e os 40 anos. No entanto, o diagnóstico pode ser efectuado mais tarde, com 20% das formas adultas diagnosticadas após os 60 anos de idade. A DC afecta predominantemente as mulheres, com uma relação sexual de 2 a 3:1, para a qual não existe uma explicação clara.No nosso estudo, todos os nossos doentes com DC eram do sexo masculino e tinham idades compreendidas entre os 20 e os 48 anos.

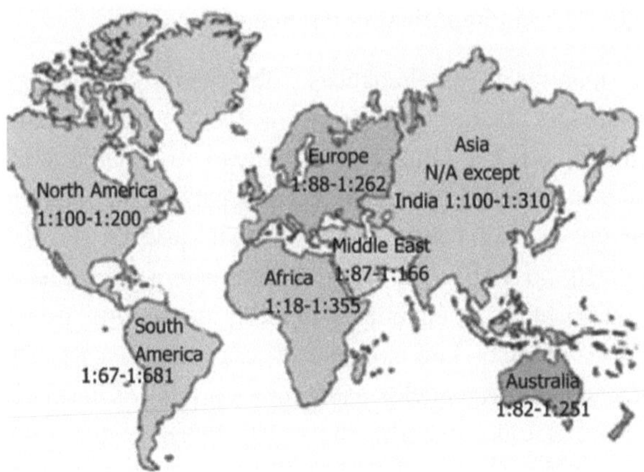

Figura 3: Prevalência da DC em todo o mundo, NA: não disponível, Adaptado de Gujral et al [11, 12].

3) Fisiopatologia da doença celíaca :

A DC é o resultado da interação entre o glúten, factores ambientais favoráveis e predisposição genética. O iniciador é a gliadina, um antigénio derivado da digestão do glúten por enzimas no lúmen intestinal e na borda em escova dos enterócitos. A gliadina é responsável pela ativação da imunidade inata no epitélio e da imunidade adaptativa na lâmina própria. No epitélio intestinal, a gliadina provoca lesões nos enterócitos, resultando num aumento da produção de interleucina (IL)-15, que ativa os linfócitos intra-epiteliais. Além disso, durante a infeção (por exemplo, por rotavírus) ou na presença de outros factores que aumentam a permeabilidade intestinal, a gliadina atravessa a barreira epitelial intestinal e penetra na lâmina própria, onde é desaminada pela transglutaminase tecidular (TGt) e interage com proteínas do sistema HLA na superfície das células apresentadoras de antigénios. Nos indivíduos com o genótipo HLA-DQ2/DQ8, a apresentação da gliadina neste ambiente HLA pelas APCs a linfócitos T CD4+ específicos leva à produção de citocinas pró-inflamatórias, em particular o interferão gama, e à ativação de linfócitos B, produzindo anticorpos contra a gliadina, mas também contra auto-antigénios (TTG e EMA).No seu conjunto, estes fenómenos imunológicos conduzem às anomalias histológicas caraterísticas da DC observadas nas biópsias duodenais obtidas durante a endoscopia digestiva alta, que combinam hiperlinfocitose intraepitelial, hiperplasia críptica e atrofia das vilosidades.

4. Fisiopatologia da lesão hepática na doença celíaca:

As diferentes manifestações hepáticas observadas na DC são muito provavelmente devidas às mesmas etiopatogenias. É a interação de factores genéticos e imunológicos e a duração da exposição ao glúten que influenciam o efeito da GFD e a reversibilidade da lesão hepática. Por conseguinte, seria razoável pensar que o diagnóstico precoce da DC poderia resultar em lesões hepáticas reversíveis no âmbito da DEVH, antes que a interação com factores imunológicos, ambientais e genéticos tornasse as lesões irreversíveis. Os mecanismos fisiopatológicos que explicam a lesão hepática na DC ainda não são bem compreendidos. Os modelos patogénicos propostos baseiam-se mais em hipóteses do que em estudos experimentais [13]. Pensa-se que o mecanismo de lesão hepática é multifatorial, envolvendo :
1) Malabsorção e desnutrição crónica
2) Aumento da permeabilidade intestinal

3) O papel da flora bacteriana intestinal
4) Inflamação intestinal
5) Predisposição genética

4a Malabsorção e desnutrição crónica :

O dano à integridade da mucosa intestinal durante a DC está na origem da
síndrome de má absorção que, se grave, leva à desnutrição. Embora a
desnutrição seja atualmente raramente observada na DC, pode interferir com o
desenvolvimento de lesões hepáticas, principalmente esteatose, nas enteropatias
sensíveis ao glúten[14].

4b. Aumento da permeabilidade intestinal :

A lesão hepática na DC pode dever-se a um aumento da permeabilidade
intestinal. O teste de absorção oral de lactulose/manitol foi significativamente
maior em pacientes com DC com função hepática perturbada do que naqueles
com função hepática normal[13]. Por um lado, isto leva à formação de uma
"junção apertada" e, por outro, à penetração de toxinas, antigénios e substâncias
inflamatórias (citocinas) na circulação portal e à exposição do fígado a estas
substâncias potencialmente hepatotóxicas (Figura 4). No entanto, a disfunção
hepática também é observada em pacientes com doença inflamatória intestinal
crónica, enteropatia do leite de vaca e alergia alimentar, sugerindo que a causa
não é o glúten, mas sim o dano à mucosa que leva à disfunção hepática [94].
Contrariamente a esta hipótese, os pacientes com espru tropical que têm danos
intestinais semelhantes, incluindo aumento da permeabilidade intestinal, não
apresentam anormalidades das enzimas hepáticas tão frequentemente como os
pacientes portadores de DC [15]

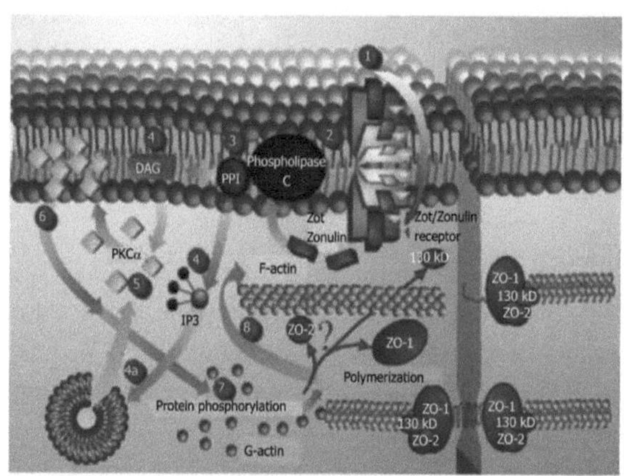

Figura 4: Mecanismo do aumento da permeabilidade intestinal (segundo Gujral et al[12, 16])1: Zot interage com o recetor intestinal Zot/Zonulina. 2: internalização da proteína; 3: ativação da fosfolipase C; 4: hidrólise do fosfatidil inositol em inositol 1,4,5-tris-fosfato (PPI-3) e diacilglicerol (DAG); 5: ativação da proteína quinase C alfa (PKCa); 6: a PKCa activada catalisa a fosforilação de proteínas-alvo; 7: polimerização sequencial da G-actina solúvel em filamentos de actina; 8: esta polimerização leva à reorganização dos filamentos das junções apertadas (TJ) e à deslocação de proteínas [incluindo a zonula occludens-1 (ZO-1)].Como resultado, as junções apertadas (TJs) tornam-se frouxas. IP3: Inositol trisfosfato.

4c. Papel da flora bacteriana intestinal :

O crescimento da flora bacteriana intestinal tem sido relatado como um fator etiológico que pode estar envolvido na disfunção hepática secundária à DC. De facto, o aumento do tempo de trânsito intestinal durante a DC não tratada está na origem do crescimento da flora bacteriana e, portanto, de um aumento do pool de antigénio intestinal, que será reabsorvido e descarregado no sangue portal[5]. As células de Kupffer desempenham um papel fundamental na regulação da resposta imunitária aos antigénios bacterianos de origem intestinal[17].

4d.inflamação intestinal :

A inflamação crónica da mucosa intestinal na DC leva à exposição do antigénio TTG (o principal antigénio da DC). O TTG está omnipresente em todo o corpo, incluindo no tecido hepático. Recentemente, foi demonstrado que os anticorpos TTG tipo A podem atingir o Ag TG em tecidos extra-intestinais[18]. A sua presença foi demonstrada em biópsias hepáticas de dois doentes com DC com hipertransaminasemia, consolidando assim a hipótese de que estes anticorpos poderiam ter um papel patogénico na ocorrência de manifestações extra-intestinais durante a DC e particularmente na lesão hepática, mas tal nunca foi demonstrado[18].

É atualmente aceite que o risco de desenvolvimento de doenças auto-imunes na DC aumenta com a duração da exposição ao glúten e que a introdução precoce de GFDs protege contra o desenvolvimento de distúrbios imunitários na DC, incluindo disfunção hepática[19]. Assim, a exposição prolongada ao glúten, secundária a um diagnóstico tardio, pode explicar a evolução das lesões hepáticas, que vão desde danos criptogénicos reversíveis com GFD até à hepatopatia autoimune que não responde à GFD.

4e. Predisposição genética :

A predisposição genética desempenha um papel importante no favorecimento da progressão da lesão hepática, desde lesões criptogénicas a lesões hepáticas auto-imunes irreversíveis. Atualmente, é bem conhecida a existência de uma predisposição genética comum entre a DC e certas hepatopatias disimunes. De facto, o principal marcador genético da DC é a molécula HLA-DQ2, que está presente em cerca de 95% dos doentes com DC, sendo os restantes HLA-DQ8 positivos[20]. Do ponto de vista genético, existe uma forte ligação entre a molécula HLA DQ2 e a molécula HLA DR3, sendo esta última o principal fator de risco para o desenvolvimento de hepatite autoimune. Além disso, em doentes com PSC associada a doença inflamatória crónica do intestino, a molécula HLA-B8/DR3 está frequentemente presente. Assim, existe uma correlação genética do tipo HLA entre DC, HAI e PSC; isto não foi demonstrado com a PBC[21]. A Figura 5 resume os mecanismos fisiopatológicos da lesão hepática na doença celíaca.

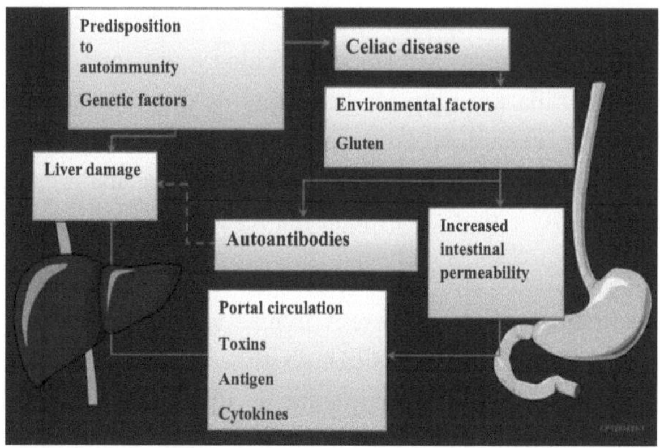

Figura 5: Mecanismos fisiopatológicos da lesão hepática na doença celíaca (segundo Rubio-Tapia et al[22]).

B. Associação entre doença celíaca e colangite esclerosante primária A relação entre DC e CEP é menos bem estabelecida. O primeiro caso relatado na literatura data de 1988, por Hay et al[23], que descreveram três casos de pacientes com CEP (confirmada por colangiopancreatografia retrógrada endoscópica e PBH) com esteatorréia e má absorção grave, nos quais o diagnóstico de DC havia sido feito secundariamente. A diarreia regrediu com RSG mas a PSC não melhorou. Desde então, vários casos foram relatados na literatura (tabela 12).

Quadro 12: Casos registados da associação de doença celíaca e colangite esclerosante primária

Tipo de estudo	Número de pacientes	Sintomas	AC	Biópsia duodenal	Resposta ao RSG	PBH	CPRE	Comorbilidades	País/ano	Referência
Casos registados	3	Perda de peso Esteatorréia	Não	Típico	Sim	Sim	Sim	2 RCH	Estados Unidos-Estados Unidos 1988[23]	Hay et al
Caso comunicada	69		55% AGA+	0/26 Patológico	-	-	-	-	Irlanda 1992[19]	MacMatna e outros
Casos registados	1	Perda de peso Diarreia Atraso de crescimento	Não	Típico	Sim	Sim	Sim	Colite crónica, síndrome de Turner	França 1995[24]	Lacaille e outros
Caso comunicada	2	Anemia	IgA AGA+	Atrofia viloso	Sim	Sim	Sim	-	Itália 1996[25]	Fracassetti e outros
Caso comunicada	1	Diarreia	Não	Atrofia viloso	Sim	Sim	Sim	RCH	Suécia 1994[15]	Tysk et al
Caso comunicada	1	Deficiência de folato	AG A- EM A+	Atrofia viloso	Sim	Sim	Sim	RCH Tiroidite	França 1994[17]	Braseiro e outros
Caso comunicada	2	Perda de peso	EM A+	Típico	Sim	Sim	Sim	-	Itália 1998[26]	Venturini et al[
Casos registados	1	Anemia	Não	NM	NM	sim	Sim	BY	Estados Unidos-Estados Unidos 2001[27]	Gowet al[

Casos registados	1	Diarreia		TTG+ EMA-	Atrofia	NM	sim	NM	NM	Finlândia 2002[28]	Kaukinen Saliente EmAet al
Caso comunicada	2	Rastreio de MC		EMA+ TTG+	Típico	Sim	Sim	Sim	RCH	Polónia 2002[29]	Habior etal [
Coorte prospetiva	69	Rastreio de MC		1,6% EMA 3,3% TTG	100% Típico	Sim	Sim	Sim	-	Itália/Espanha 2002[30]	Volta et al
Casos registados	2	Perda de peso Esteatorréia		EMA+	Atrofia	Sim	Não	Sim	RCH	Estados Unidos-Estados Unidos 2003[31]	Wurm et al
Caso	1	Por acaso		AGA+	Típico	Sim	Sim	Sim	-	Estados Unidos-	Al-Osaimi
comunicada				EMA+						Unis2004 [32]	e outros
Caso comunicada	1	Diarreia		EMA+	Típico	Sim	Sim	Sim	-	Espanha 2005[33]	Cadahíaet al
Coorte prospetiva	155	Rastreio		3% EMA 9% TTG	-	-	-	-	-	Estados Unidos2008 [10]	Rubio-Tapia et al
Caso comunicada	1	Anemia Atraso estatural		TTG+	Típico	Sim	Sim	Não	Não/MRI	Arábia Arábia Saudita 2013[34]	Al-Hussaini e outros

Típico: atrofia, hiperplasia das criptas, linfocitose intra-epitelial, AGA:
anticorpos anti-gliadina, CPRE: colangiopancreatografia retrógrada
endoscópica, ARP: artrite reumatoide, NM: não mencionado. Com base nos
dados da literatura que relatam menos de 20 casos de PSC e DC, não é legítimo
estabelecer uma associação genuína entre as duas doenças. Esta associação
poderia ser investigada através de testes para a DC (serologia da DC e biópsia
duodenal) em doentes com CPS e realizando colangiografia em doentes com
DC[35].
MacMathuna et al [19] efectuaram um estudo com 69 doentes com PSC e
verificaram que 55% dos doentes tinham anticorpos anti-gliadina positivos, mas
as biopsias intestinais não revelaram anomalias típicas em todos os doentes.
Rubio-Tapia et al [10] avaliaram 155 doentes com PSC avançada; aqueles que
expressavam HLA-DQ2 ou HLA-DQ8 tinham uma elevada prevalência de
anticorpos CD: 9% deles eram anti-TTG positivos e 3% eram anti-Ema
positivos. Tendo em conta estes estudos, o diagnóstico de DC em doentes com
PSC requer a consciencialização da possível coexistência das duas doenças[35].
Atualmente, o rastreio d a   DC por serologia em doentes com CPS não pode ser
recomendado por rotina [15, 17, 19, 23, 24, 34].

C. Associação entre doença celíaca e colangite biliar primária:

O primeiro caso de associação de DC com PBC foi publicado por Logan et al
em 1978[36]. Quatro pacientes apresentavam sintomas sugestivos de DC com
aparência histológica típica na biópsia jejunal e melhora com GAS.
Subsequentemente, uma associação entre essas duas doenças tem sido
amplamente relatada na literatura e investigada em estudos de triagem[37, 38].
Em um estudo epidemiológico inglês publicado em 1998 envolvendo 250.000
indivíduos durante um período de 12 anos, um registro de pacientes com PBC e
aqueles com DC mostrou que a DC estava presente em 6% dos pacientes. Por
outro lado, no mesmo estudo, 3% (4 de 143) dos pacientes com DC tinham
PBC. Em um estudo irlandês, Dickey et al [40] relataram que a incidência de
DC na PBC era pelo menos 10 vezes maior do que na população geral. Sorensen
et al [41] relataram uma taxa de incidência de 27,6 na Dinamarca e 25,1 na
Suécia. Resultados contraditórios foram publicados na Suécia[42] , Itália[43, 44]
e Grécia[45] , que não mostraram um risco aumentado de DC em pacientes com
PBC. De acordo com Bizzaro et al[46], 26% dos doentes com CBP são positivos
para Ac anti-TTG (ensaio ELISA). No entanto, uma verdadeira associação
estava presente em apenas 22% dos casos em que o Ac anti-endomísio era

positivo e a histologia era típica de DC. Além disso, Floreni et al[47] relataram uma alta frequência de anticorpos anti-TTG falsos positivos em pacientes com PBC: 27,5% dos PBCs tinham níveis de AC anti-TTG acima do limite superior do normal, destes, apenas dois pacientes tinham níveis de anti-TTG >30 UI e a positividade de Ac anti-EMA foi detectada em apenas 3,4% dos pacientes. Ambos os autores sugerem, portanto, que a falsa positividade dos anticorpos anti-TTG se deveu ao tipo de substrato utilizado no ensaio TTG. De facto, um título elevado de anticorpos anti-TTG é específico da DC, ao passo que títulos mais baixos podem ser observados noutras doenças gastrointestinais e hepáticas, pelo que sugerem que os anticorpos anti-EMA devem ser sempre adicionados ao ensaio em doentes com CBP com anticorpos anti-TTG positivos. Os estudos de rastreio da DC estão listados na Tabela n°14. Em países onde a prevalência da DC é baixa, o valor do rastreio da DC na ausência de suspeita clínica em doentes com PBC é questionável. Para além disso, a RSG não demonstrou melhorar a função hepática em doentes com CBP coexistente[36, 48]. Neuberger[49] relatou os casos de dois pacientes com CBP que foram encaminhados para um centro de transplante hepático (TH) nos Estados Unidos devido à deterioração da sua função hepática. Estes doentes, astenicos e com diarreia crónica, foram diagnosticados com DC e iniciaram RSG. A progressão foi marcada pela melhoria da função hepática e a TH deixou de ser necessária. Abnevolt et al [50] relataram o caso de um paciente com DC, PBC e infeção por Helicobacter pylori, no qual um curto período de GFD combinado com ácido ursodeoxicólico (AUDC) e terapia anti-HP resultou numa melhoria acentuada do estado imunológico e das lesões histológicas da PBC. Além disso, Sedlack et al[51] mostraram uma melhoria clínica e bioquímica com RSG e AUDC. No entanto, é importante mencionar que o paciente estava a fazer o tratamento recomendado para a PBC e que esta melhoria poderia ser devida ao AUDC e não ao RSG.Várias teorias foram apresentadas para explicar a presença concomitante das duas doenças: DC e PBC. Foi proposto que a CBP é favorecida pelo aumento da permeabilidade intestinal[52, 53] e a mesma predisposição à autoimunidade. Atualmente, recomenda-se o rastreio da DC em doentes com CBP porque a GFD pode melhorar os sintomas digestivos e reduzir o risco de cancro, osteoporose e outras doenças auto-imunes[54, 55].

Quadro 13: Casos registados da associação de doença celíaca e colangite biliar primária

Associação entre CBP e DC: casos relatados na literatura									
Número de pacientes	sintomas	Serologia MC	Biópsia duodenal	Resposta do RSG	PBH	AMA	Comorbilidades	País/ano	Referência
4	Perda de peso Anemia, Diarreia	Não	Típico	Sim	Sim	+	Deficiência de IgA	Escócia 1978	Logan e al[36]
1	Perda de peso Diarreia	Não	Típico	Sim	Sim	Não	-	Estados Unidos 1978	Lee et al[37]
1	Malabsorção	Não	Típico	Mal cumprimento	Sim	+	-	Canadá 1979	Iliffe et al[56]
1	Diarreia Anemia	-	Atrofia subtotal	Sim	Sim	+	-	Irlanda 1983	Shanahan et al[48]
1	Dermatite herpetiforme	Não	Típico	Sim	Sim	+	Dermatite herpetiforme	Noruega 1985	Gabrielsen e al[57]
1	Anemia	AGA-	Típico	Sim	Sim	+	Acidose tubular	Irlanda 1987	Cabeça branca e al[58]
1	Perda de peso Diarreia	Não	Típico	Sim	Sim	+	-	Estados Unidos 1992[59]	
1	Perda de peso Anemia	Não	Típico	Sim	Sim	+	-	Canadá 1994	Freeman[60]
1	Diarreia	Não	Típico	Sim	Sim	+	-	Alemanha 1994	Lohr et al[61]
1	Diarreia, Perda de peso	AGA+	Típico	Não	Sim	+	-	Espanha 1994	Gálvez e al[61]
1	Perda de peso Esteatorréia	AGA+, EMA+	Típico	Sim	Sim	+	Pullulation microbiano	Estados Unidos 1998	Diabais e al[38]
1	Anemia	EMA+	Típico	Sim	Sim	Não	-	Estados Unidos 2002	Sedlacke al[51]
1	Diarreia Perda de peso	EMA+	Típico	Sim	Sim	+	Acidose tubular renal de gougerotsj ögren	Itália 2004	Fracchia al[62]
1	Anemia	AGA- EMA-	Típico	Sim	Sim	+	Osteomalácia, Miopatia	Turquia 2008	Demirag al[63]
1	Dores nos ossos	AGA+ EMA+	Típico	Sim	Sim	+	Síndrome de FanconiFanconi	França 2008	Terrieret al[64]

		TTG+							
1	Dispepsia	TTG+	Típico	Sim	Sim	+	Helicobacter pylori	Itália 2010	Abnevoli e al[50]
1	Diarreia, Inchaço abdominal	EMA + TTG+	Típico	Sim	Sim	+		Índia 2013	Lodh et al[65]

Quadro 14: Estudos de rastreio da doença celíaca em doentes com colangite biliar primária

Estudo	Método de rastreio	Número de casos positivos	Biópsia duodenal típico	Resposta ao RSG	País/ano	Referência	
Previsão	Biópsia duodenal	5/6(19,2%)	19,2%	Não há melhorias no balanço fígado	Suécia 1982	Olsson al[66]	e
Retrospetiva	O diagnóstico de CBP precede a DC	2/18(11,1%)	Não mencionado	Nenhuma melhoria, quer biológica quer histológico	Suécia 1985	Lofgren al[67]	e
Previsão	EMA IF>1,5	6/57(11%) EMA	7%	Não há melhorias no balanço fígado	Irlanda 1997	Dickey al[67]	e
Coorte prospetiva	AGA IgG, IgA>1AU IgA EMA IFI	0/62 (0%) EMA+ 11/62(16%) AGA+	0/0	-	Estados Unidos, Itália	Volta al[43]	e
Previsão	Malabsorção, AGA+ ou história familiar de DC	4/67(6%)	4/67(6%)	Não há melhorias no balanço fígado	Estados Unidos 1998	Kingham al[39]	e
Previsão	AGA: IgA> 25 UI/mL, IgG> 28 UI/mL EmA IFI > 1:5	4/11 (36, 4%) AGA IgA (+), 1/11 (9%) AGA IgG (+) 1/11 (9%) EmA (+)	18%	-	Argentina 1998	Niveloni al [68]	e
Retrospetiva	EMA IFI > 1:5, TTGIgA ELISA > 140 UI/mL	10/378 (2,6%) EMA (+) TTG (+), 44/378(11,6%) EMA (-) + TTG (+)	1.30%	-	Estados Unidos 2000	Gillett al[69]	e
Previsão	EMA IFI IgA TTG > 10	3/87 (3,4%) EMA (+)	0/17	-	Itália, 2002	Floreani al[69]	e

	UI					
		24/87 (27,5%) TTG				
	(+)					
Previsão	AGA IgA > 50 UI/mL, AGA IgG > 50 UI/mL EMA IgA IFI ≥ 1:5 IgA TTG > 30 UI/mL	13/62 (21%) AGA (+) 0/62 EMA (+) 6/62 (10%) TTG (+)	0/10	-	Grécia 2002	Chatzicostas et al[45]
CoorteProspectiva	IgA TTG > 7 UI/ml AGA IFI	7/173 (4%) EmA (+) 5/173 (2,9%) TTG (+)	7/7	Não há melhorias no balanço fígado	Itália/Espanha 2002	Voltaet al[30]
CoorteProspectiva	IgA anti-TTG> 7 UI IgG anti-TTG> 30 UI EMA IFI AGA Elisa	7/115 (6,1%) TTG (+) 1/115 (0,9%) EMA (+) 8/115 (7,0%) AGA (+)	1/8	Melhoria da histologia duodenal	Polónia, 2003	Habioret al[70]
Coorte prospetiva	TTG ELISA	28/105 (26,7%) IgA TTG(+) 6/105 (5,7%) IgG TTG(+)	100%EmA(+) 0% TTG (+)	-	Itália, 2006	Bizarroet al[46]

D. **Associação entre doença celíaca e hepatite autoimune:** Os primeiros casos de associação entre DC e HAI foram descritos no final dos anos 70 e início dos anos 80, seguidos de estudos maiores. O diagnóstico de HAI nos estudos iniciais foi baseado na presença de anticorpos, lesões histológicas típicas e hipergamaglobulinemia na ausência de marcadores virais. Desde a década de 1990, foi estabelecida uma pontuação diagnóstica para a HAI[71].A DC e a HAI estão associadas a genótipos HLA classe II específicos: HLA DQ2/DQ8 para DC, HLA-DR3/DR4/DR52 para HAI [7]. Estes alelos podem ser encontrados em combinação (haplótipos) com uma frequência variável. A região HLA-B8DR3, em particular, mostra um desequilíbrio de ligação com o HLA-DQ2 e estes dois alelos estão combinados num haplótipo que é comum na população caucasiana. A associação preferencial desses alelos dentro desses haplótipos poderia explicar a predisposição genética compartilhada entre DC e HAI[72]. Uma caraterística importante é que os anticorpos anti-músculo liso do tipo actina estão presentes em 90% das crianças e 60% dos adultos com DC [73, 74]. Assim, na presença de DC com enzimas hepáticas alteradas, a positividade dos anticorpos anti-actina pode refletir atrofia das vilosidades e não ser diagnóstica de HAI [75]. A coexistência de duas patologias foi declarada no consenso da

41

EASL [76].

A incidência de HAI em adultos com DC é de 1,6% e em crianças é de 2% [77, 78], enquanto a prevalência de DC em pacientes com HAI é dez vezes maior do que na população em geral [79]. O efeito do RSG na função hepática em pacientes com HAI é incerto [5, 80]. No entanto, é provável que a GFD tenha um efeito benéfico a longo prazo, uma vez que os pacientes com HAI e DC têm menos recaídas quando os medicamentos imunossupressores são interrompidos em comparação com pacientes com HAI não relacionada à DC [81, 82].

O rastreio da DC em doentes com HAI é atualmente fortemente recomendado[83, 84]. A Tabela 15 resume os estudos publicados sobre a associação entre DC e HAI.

Quadro 15: Relatos de casos sobre a associação entre a doença celíaca e a hepatite autoimune

Casos relatados na literatura sobre a associação entre HAI e DC								
Número de pacientes	Sintomas	AC (HAI)	AC (MC)	Biópsia duodenal	Resposta ao RSG	Biópsia hepática	Comorbilidade	País/Autor/ano
1	Anemia Infeção	AMM :1/500 Anti-vimentina :1/500	AGA IgG e IgA+ EMA+	Típico	Sim₂	Hepatite crónica ativo	Eritrobl-astopenia	França 2001 Bridoux Henno et al [85]
1	Perda de peso Astenia, Dor abdominal, Diarreia	ANA=1/1280 PANCA :1/2560 SMA :1/1200 LKM1 :1/50	Ac anti reticulina 1/2000 , IgG+ AGA	Típico₁	Não : desenvolveram IACS apesar do RSG	Inflamação crónica da região portal + ductular ductular + nódulo de regeneração	Thyrotóxico se	Finlândia2002 Arvola et al[86]
2	Diarreia, Distensão abdominal	ANA+, SMA+, anti-actina+	?	?	Caso 1: fraca resposta ao RSG Caso 2 : desenvolveu IACS apesar de RSG	Hepatite aguda, necrose do lago, infiltrado linfocítico peri-portal	-	Itália 2003 Leonard et al[87]

1	Citólise, púrpura, hipoestesia dapernaperna esquerda Úlcera cutânea duas pernas	ANA+	AGA+ EMA+	Típico	Fraca adesão ao RSG	Hepatite crónica ativamoderada, lesãointerface hepatite+fibrose portal+proliferação ductular	Crioglobulinemia	Suíça 2003 Biecker et al[88]
1	Icterícia, f ezes descoloridas	Pontuação negativa, provável	AGA IgA+ AGAIgG+ EMA+ TTG IgA+	Típico	Progressão da lesão hepática apesar do RSG	Inflamação lobular moderada a grave + hepatite interface+fibrose portale	-	Itália 2004 Iorio e al [89]
1	Anemia, citólise	Negativo	TTG+	Atrofia das vilosidades	E levação das transaminases apesar da RSG	Infiltrado inflamatório linfocítico grave, necrose irregular	-	Peru 2006 Tagle e outros [90]
1	Anorexia, diarreia grave, perda de peso rápida	ANA+ SMA+	EMA+	Típico	A desenvolvido Uma cirrose apesar da GMS	Cirrose	Síndrome de Holmes-Adie	Hungria 2006 Csak et al[91]
1	Amenorreia, Anemia, Icterícia	SMA+	TTG IgA e IgG+, AGA+, EMA+.	Típico	Fraca adesão ao RSG	Confirma o diagnóstico de IACS	Esclerose múltipla	Itália 2008 Ferro et al[92]
1	Perda de peso Anorexia Astenia Diarreia	ANA+++	AGA (IgA IgG)+ EMA+ TTG+	Típico	Ocorrência de danos no fígado sob RSG	Hepatite crónica ativa moderada, hepatite de interface, fibrose portal, ductopenia	Tiroidite autoimune Colangite autoimune	Turquia 2009 Osaslan et al[93]

1	mal-estar Vómitos intermitentes erupção cutânea osteopenia citólise	ANA,SMA LKM1 Anti-mitocôndria Anti LC1 ,Anti SLA/LP Células antiparietais: são negativo	TTG +	Típico[1]	Desenvolve a IHA no âmbito do RSG	Hepatite linfocítica com atividade moderada a grave	Não	Estados Unidos 2009 Quail et al [94]
1	2aborto Dor nas articulaçõ es Anemia Astenia Citólise	ANA+ì SMA+ AntiDNA: 0,1527778	EMA :1/1 60	Atrofia vilositária grave	Sim[2]	Hepatite ativa com necrose irregular e infiltrado linfocítica periportal	Lúpus	Itália 2010 To voli et al[95]
1	Anemia Astenia Citólise fígado	ANA :1/640 SMA :1/320 PANCA :1/160	TTG+ ema+	Atrofia das vilosidades	Não, desenvolve insuficiência hepática aguda no âmbito do RSG	Fibrose grave	Não	Itália 2013 Volta e al[96]
1	Diabetes desequilibrada, perturbaçõ es hepáticas	ANA :1/160	Ig TTG+ EMA -	Típico[1]	Sim[2]	Inflamação crónica, hepatite de interface, necrose irregular	Tiroidite autoimune diabetes 1	Espanha 2016 Dieli crimi et al[97]

1: atrofia das vilosidades + hiperplasia das criptas + infiltrado linfoplasmocitário; 2: doente tratado com corticosteróides + azatioprina. AGA: Anticorpo anti-gliadina, SMA: Anticorpo anti-músculo liso

E. Associação entre doença celíaca e hipertransaminasemia crónica: A elevação das transaminases em adição a outras causas de doença hepática como NASH, hepatite viral, HAI, hepatite etílica e outras causas genéticas e metabólicas raras é uma situação clínica frequente[98].
Estudos sugerem que 10% da hepatite crónica criptogénica se deve à DC [99, 100]. P o r   outro lado, a hipertransaminasemia tem sido relatada em 9 a 40% dos pacientes com DC [101, 102]. Múltiplos estudos mostraram que os níveis de transaminase sérica normalizam em 75% a 95% dos pacientes após 6 a 12 meses de dieta [102] (tabela 16).

Tabela 16: Prevalência de hipertransaminasemia em pacientes com doença celíaca e efeito da GFD sobre essa hipertransaminasemia

Estudos sobre a prevalência de hipertransaminasemia em pacientes com doença celíaca (DC) e o efeito da dieta sem glúten (GFD).			
Referência	Número de pacientes	Hipertransaminasemia (n, (%))	Resposta ao RSG (%)
	74	29(39)	100
Hagander et al, 1977[103]			
	132	62(47)	75
Jacobsen et al, 1990 [104]			
	158	67(42)	90
Bardella et al, 1995[105].			
	129	19(15)	79
Dickey et al, 1995 [106]			
	178	72(40)	89
Novacek et al, 1999[77].			
	99	34(34)	63
Foley et al, 2009 [107]			
	572	60(11)	Não comunicado
Lewis et al, 2009[108]			
	313	33(11)	Não reportado
Korpimakiet al, 2011[109].			
	65	37(57)	95
Bonamicoandal , 1986 (pediátrico)[110].			
	114	37(32)	100
Farre et al, 2002 (pediátrico)[111].			
	27	7(26)	100
Arslan et al, 2005 (pediátrico)[112].			

As anomalias histológicas em pacientes que tinham sido submetidos a uma PBH inicial também regrediram com RSG [104].

F. Associação entre doença celíaca e esteato-hepatite não alcoólica

A EHNA é uma das principais causas de doença hepática crónica, com u m a prevalência mundial estimada em 24% [113]. A elevada prevalência da obesidade a nível mundial influenciou o peso económico da EHNA [114]. Na ausência de síndroma metabólica, a NASH pode estar relacionada com a presença concomitante de DC. Os doentes com DC têm um risco elevado de desenvolver EHNA em comparação com a população em geral[115].

Aproximadamente 3% dos pacientes com DC com EHNA histologicamente comprovada apresentam normalização das enzimas hepáticas após 6 meses de TFG[116, 117].

Dada a frequência de apresentações subclínicas ou silenciosas da DC, a pesquisa de anticorpos da DC deve ser realizada na presença de NASH e na ausência de factores de risco metabólicos e outras causas de doença hepática crónica[118, 119].

G. Associação entre a doença celíaca e a hepatite viral C :

O vírus da hepatite C (VHC) pode estar envolvido na quebra da tolerância imunitária aos auto-antigénios, desencadeando assim a auto-reatividade.

O VHC tem sido implicado no desencadeamento de doenças auto-imunes e na formação de auto-anticorpos[120].

A associação entre DC e hepatite C viral é atualmente controversa e precisa de ser esclarecida. Embora alguns autores tenham relatado uma maior incidência de DC entre pacientes com HCV[121], esta associação não pode ser atribuída à presença do HCV. confirmada em regiões de baixa prevalência[122]. No entanto, deve ser dada particular atenção aos doentes com VHC tratados com interferão (INF), uma vez que há estudos que relatam casos de DC sob este tratamento, exigindo a sua interrupção[120]. Tal como no caso da DC, os doentes colocados em INF podem apresentar diarreia grave, anemia refractária e hipoferritinemia. Assim, evocar a DC na presença destes sintomas como diagnóstico diferencial e efetuar o diagnóstico atempadamente permitirá o tratamento adequado da doença subjacente[123]. Tendo em conta os dados da literatura, o rastreio da DC deve ser efectuado antes do início do tratamento. Se a serologia for positiva, deve dar-se preferência a um tratamento sem IFN. Se este tratamento não estiver disponível, deve ser iniciada a TFG com monitorização apertada durante o período de tratamento[121, 124]. É de notar que a interferência entre a DC e o novo tratamento antiviral ainda não é bem conhecida, mas parece ser uma alternativa mais segura dado o seu mecanismo de ação.

H. Associação entre a doença celíaca e a hepatite viral B :

Estudos que avaliaram a coexistência da DC e da hepatite viral B mostraram que não existe uma associação óbvia entre estas duas doenças. Em estudos de portadores de VHB que rastreiam a DC, a taxa de positividade dos anticorpos anti-EMA e anti-TTG varia entre 0-8% e 0-10%, respetivamente. Apenas 10% apresentam lesões histologicamente compatíveis[125, 126].

Vários estudos referiram uma eficácia reduzida da vacina contra o VHB em doentes com DC; este facto foi confirmado por uma meta-análise recente[127]. Foram propostas novas estratégias de imunização antiviral B para assegurar uma proteção completa. Estas estratégias incluem um aumento da dose e/ou uma injeção adicional com administração intra-muscular ou, de preferência, intra-dérmica. Além disso, é recomendada uma dose de reforço após 10 anos[127].

I. Associação entre doença celíaca e hipertensão portal não cirrótica:

A associação entre a DC e a hipertensão intra-hepática idiopática não cirrótica (NCHIHN) tem sido relatada na literatura[128, 129], incluindo um caso de hemorragia gastrointestinal por rutura de varizes esofágicas[130]. Foi sugerido que, na DC, a estimulação antigénica repetitiva da veia porta e a resposta imunitária resultante conduzem à hipertensão portal idiopática[131]. Na Índia, 10% dos doentes com HPIHNC têm DC histologicamente comprovada[132]. A taxa de sobrevivência sem transplante hepático diminui no caso de DC associada[133]. Com base na literatura atual, todos os doentes com hipertensão portal inexplicada devem ser rastreados para a DC [132, 134], embora não haja provas de que a RGE possa alterar o curso da doença ou melhorar a sobrevivência.

Associação entre doença celíaca e cirrose: (Rq DR safer: rever os resultados do nosso estudo e a literatura, depois discutir) O nosso estudo mostrou que a prevalência de DC na cirrose era sete vezes superior à da população em geral e que a introdução de GFDs levou a uma melhoria da função hepática. Verificámos também que a DC era particularmente prevalente na cirrose criptogénica. Uma revisão da literatura mostrou que a DC é duas vezes mais comum em pacientes cirróticos do que na população em geral[4]. Uma associação entre DC e cirrose criptogénica foi também sugerida na literatura [135-137]. A ausência de lesões histológicas hepáticas típicas na DC indica que esta doença não danifica diretamente o fígado [138].

Foram relatados na literatura casos de pacientes com cirrose descompensada que melhoraram após a introdução do RSG e foram até retirados da lista de transplante de fígado [34, 138, 139]. Estes dados sugerem que todos os pacientes cirróticos, particularmente aqueles com hipoalbuminemia e ascite [4, 138], devem ser rastreados para DC porque, independentemente da etiologia da cirrose, a RSG tem um efeito benéfico na doença hepática avançada com DC associada.

Num estudo finlandês, a DC foi detectada em quatro doentes com doença hepática avançada que foram selecionados para transplante hepático. Um doente tinha fibrose hepática congénita, outro tinha esteatose hepática maciça e os outros dois tinham cirrose criptogénica[28]. A sua função hepática tinha melhorado com a TFG (tabela 17). Este facto levou os autores a realizarem um estudo de rastreio da DC em doentes com doença hepática grave candidatos a transplante hepático. Este estudo envolveu 185 doentes e verificou que 8 (4,3%) deles tinham DC, o que corresponde a 4 a 10 vezes a prevalência de DC na Finlândia. Apenas um doente foi submetido a uma dieta alimentar. Isso sugere que, em alguns casos, o tratamento com uma GFD pode prevenir o aparecimento da DC. transplante de fígado [28].

Quadro 17: Alterações da função hepática antes e depois da dieta Estudo finlandês de 2002 (segundo Kaukinen et al[28])

	Doente 1		Doente 2		Doente3		Doente4	
	Antes de RSG	Depois de RSG	Antes de RSG	Depois de RSG	Antes de RSG	Depois de RSG	Antes de RSG	Depois do RSG
Estado geral	mau	Melhorado	mau	melhorado	mau	Melhorado	mau	Melhorado
Icterícia	+++	0	+	+/-	0	0	0	0
Ascite	+++	0	+++	0	+++	0	+++	0
INR(0,9-1,2)	3	1,3	1,5-1,1	1	2,1-1,1	1,1	1,1	1,3
Albumina, g /l (>40g/L)	18	41	16	38	12	44	29	37
Bilirrubina, umol/l (<20umol/l)	>500	25	40	31	13	8	25	24
Fosfatase alcalina U/L(<50U/L)	940	735	188	96	358	117	622	835
ALT,U/L(<5 0U/L)	3390	91	57	25	122	18	41	33-50
Histologia hepática	Hepatite aguda	Melhorado	Fibrose + Proliferação ductal	Não efectuado	Esteatose50	Melhorado	Cirrose + infiltração linfocítica -ário moderado	Cirrose micronodular hepatite crónica
Tipo de HLA	HLA DQ2		Não efectuado		HLAD Q2		HLA DQ2	

Noutra coorte retrospetiva de doentes com transplante de fígado realizada nos Estados Unidos em 2008 [10] (310 doentes com doença hepática disimune em fase terminal e 178 doentes com doença hepática não disimune em fase terminal), a prevalência de Ac TTG e Ac anti-EMA foi significativamente mais elevada em doentes com HLA DQ2 ou HLA DQ8 com doença hepática disimune em comparação com os doentes sem doença hepática disimune (14,2% versus 5,4%, P=0,0001 e 4,3% versus 0,78%, P=0,01, respetivamente).A prevalência de Ac TTG e EMA foi 5 vezes mais elevada no grupo com doença hepática disimune (3% versus 0,6%). Como o estudo foi retrospetivo, só foram efectuadas biópsias duodenais em dois doentes. Assim, o diagnóstico definitivo de DC não pode ser efectuado em doentes com serologia positiva para DC. O teste CD Ac realizado 6-12 ou 24 meses após o transplante hepático normalizou em 94% a 100% dos casos, respetivamente, sem exclusão do glúten. Isto sugere que a serologia negativa para DC após o transplante hepático não exclui o diagnóstico de DC, reforçando assim o valor do rastreio da DC antes do transplante hepático em doentes com doença hepática avançada [10]. A associação de cirrose e DC também foi descrita em crianças [136]. Em três casos, o diagnóstico de DC e cirrose foi concomitante e nos outros 2 casos, o diagnóstico de DC precedeu o de cirrose. Após 1 a 5 anos de GFD, observou-se uma melhoria clínica e normalização das enzimas hepáticas em três casos, enquanto os outros dois não cumpriram a GFD e, por conseguinte, não houve melhoria da função hepática[136].Al-Hussaini et al [34] relataram o caso de uma rapariga de 11 anos com insuficiência hepatocelular secundária a PSC. O tratamento com uma combinação de ácido ursodesoxicólico, RSG e corticosteróides melhorou a função hepática. Também foram relatados casos de DC com insuficiência hepática que requerem TH. Pavon et al [140] relataram o caso de uma menina de 14 anos com DC que desenvolveu disfunção hepática grave que exigiu TH após um longo período de exposição ao glúten. Casswall et al [141] relataram seis casos de meninas com idade entre 13 e 36 meses com DC que desenvolveram disfunção hepática grave após 1 a 24 meses de exposição ao glúten. Após a TH ortotópica, os pacientes tratados com ácido micofenólico podem apresentar diarreia. De facto, este tratamento pode induzir lesões histológicas semelhantes às da DC. Portanto, é importante diferenciar entre essas duas entidades para orientar o tratamento adequado[142]. Diante desses dados, um estudo prospetivo foi realizado nos Estados Unidos em 2014[4]. Este estudo analisou o rastreio da DC em doentes cirróticos, independentemente da etiologia subjacente. O estudo incluiu 204 pacientes com cirrose comprovada. A sorologia para DC e a biópsia duodenal foram realizadas sistematicamente; 2,5% dos pacientes cirróticos eram portadores de DC. Este valor corresponde ao dobro da prevalência da DC na população em geral na América. A sensibilidade e a especificidade dos anticorpos TTG para a deteção da DC foram de 80% e 100%, respetivamente, e para os anticorpos EMA foi de 100%. Os cinco doentes com DC eram três homens e duas mulheres. As etiologias da cirrose foram: HAI, CSP, NASH, criptogénica e alcoólica. Todos os doentes foram tratados com GVHD, que melhorou a função hepática em quatro casos. (tabela18)

Tabela 18: Alterações na função hepática antes e depois da dieta sem glúten, Estados Unidos 2014 (segundo Pagadala et al[4])

		Doente1		Doente2		Doente3		Doente4		Doente5	
Género		Masculino		Feminino		Feminino		Masculino		Masculino	
Idade (anos)		62		67		53		21		59	
Etiologia		NASH		Criptogénico		CSP		HAI		Alcoólico	
Danos rim		Sim		Não		Não		Não		Não	
		Pré RSG	Pos RSG	Pré RSG	Correio RSG	Pré RSG	Correio RSG	Pré RSG	Correio RSG	Pré RSG	Correio RSG
EMA		>1/160	<1/10	>1/160	<1/10	>1/160	<1/10	1/80	<1/10	1/40	NF
IgG gliadina		44	NF	139	98	42	4	62	19	18	NF
IgA gliadina		51	NF	194	73	53	6	52	10	83	NF
TTG		124	NF	103	17	175	1	12	5	139	NF
Estádio de Pântano		3	0	3	0	3	0	3	NF	3	NF
IMC		35	34	38	37	23,3	24,7	27,4	29,8	30	NF
Bilirrubina		0,9	0,3	2,2	1,7	0,6	0,4	18,8	1,1	1,3	NF
ASAT		35	24	53	42	25	24	1497	24	82	NF
ALAT		40	11	32	26	20	14	799	44	41	NF
TP		8	7	7,2	6,8	9,1	8,5	7,4	7,2	12,7	NF
Albumina		4	4,1	2,8	2,5	4,9	4,6	3,5	4	2,6	NF
PA		367	114	156	155	178	129	138	65	145	NF
INR		1	1	1,3	1,2	1,1	1	1,7	1,1	1,2	NF
Creatinina		0,9	1,4	0,8	0,8	0,67	0,62	0,73	0,83	0,6	NF
MELD		6	10	12	10	7	6	23	8	10	NF
Mortes		não		Não		não		Não		Após 1 mês de biópsia hepática	

TP: velocidade de protrombina, PA: fosfatase alcalina, NF: não efectuado

Os dados do nosso estudo e da literatura mostram que a DC é particularmente mais frequente em doentes cirróticos do que na população em geral, e que a introdução de RSG pode melhorar a função hepática e retirar os doentes da lista de transplantes hepáticos.

CONCLUSÃO E RECOMENDAÇÕES

O comprometimento hepático na DC representa um amplo espetro, com um continuum que varia de comprometimento hepático moderado a disfunção hepática grave. Apresenta-se sob duas formas clínicas: hepatopatia criptogénica e hepatopatia disimune. Estudos epidemiológicos demonstraram que a prevalência da DC em doentes cirróticos é mais elevada do que na população em geral. Também foi demonstrado que a DC pode ser a causa da doença hepática crónica criptogénica, que pode melhorar após a introdução da TFG, mesmo na fase de cirrose. Realizámos um estudo prospetivo bi-cêntrico de doentes com cirrose de várias etiologias hospitalizados nos departamentos de gastroenterologia do Hospital Universitário Fattouma Bourguiba em Monastir e do Hospital Universitário Mohamed Taher Maamouri em Nabeul. O objetivo do nosso estudo era detetar a DC em doentes cirróticos e avaliar a evolução da função hepática após a introdução da TFG nos casos positivos. Incluímos 100 doentes no nosso estudo. Eram 55 homens e 45 mulheres, com uma idade média de 57 anos. Na altura da inclusão, 91% dos doentes apresentavam cirrose descompensada. As etiologias da cirrose foram a hepatite viral B em 23 casos, a hepatite viral C em 14 casos, a cirrose criptogénica em 39 casos e a cirrose secundária à NASH em 8 casos. A prevalência da DC na amostra deste estudo foi de 1%, o que corresponde a sete vezes a prevalência da DC na população geral do nosso país. A sensibilidade dos anticorpos anti-EMA para detetar a DC no nosso estudo foi de 100%. Em todos os quatro doentes com DC, a cirrose era criptogénica. Seguimos este doente durante dois anos para avaliar o efeito da RSG na função hepática. Foi internado para tratamento de uma síndrome anémica mal tolerada. Os exames revelaram um diagnóstico concomitante de DC e cirrose. O doente foi submetido a RSG. A evolução foi boa, com melhoria clínica, biológica e histológica. Também relatámos três casos de doentes com DC e cirrose de dois serviços de gastroenterologia. O primeiro paciente tinha 39 anos de idade, sem antecedentes patológicos específicos. Foi admitido para investigação de uma perturbação crónica do trânsito com alternância de diarreia e obstipação. As investigações clínicas, biológicas, morfológicas e histológicas levaram ao diagnóstico de DC e cirrose criptogénica. O doente foi submetido a um controlo rigoroso da TFG com melhoria parcial da função hepática. O segundo doente tinha 20 anos e uma história familiar de iterícia de etiologia indeterminada. Foi admitido com hepatite aguda grave no contexto de doença hepática crónica em fase de cirrose de etiologia indeterminada. A serologia celíaca e as biopsias duodenais foram consistentes com o diagnóstico de doença celíaca. O doente não cumpriu a dieta alimentar e faleceu após 7 meses de seguimento em sépsis com descompensação da cirrose. O terceiro paciente tinha 48 anos de idade. Foi admitido com descompensação edemato-ascitica inaugurando cirrose criptogénica. A história incluía intolerância ao glúten, mas o doente não foi devidamente vigiado. Foi submetido a dieta alimentar com baixa adesão. Após 9 meses de seguimento, apresentou uma segunda descompensação edemato-ascitica. A noção de DC mal monitorizada neste doente implica que, se a dieta alimentar tivesse sido iniciada precocemente, poderia ter evitado o agravamento da lesão hepática.

Recomendações:

Com base nos nossos resultados e numa revisão da literatura, o rastreio da DC deve ser recomendado em casos de :

doença hepática autoimune
-colangite biliar primária
- esteatose hepática na ausência de síndrome metabólica
- cirrose criptogénica
-Hipertensão portal intra-hepática não cirrótica (NICPTH)
- doentes selecionados para transplante de fígado
No caso da hepatite viral C, é importante procurar a DC, uma vez que esta apresenta uma contraindicação relativa ao interferão. A RSG melhora os sintomas associados à DC e pode prevenir o aparecimento de outras perturbações imunológicas e degenerescências. No entanto, a lesão hepática associada pode melhorar, estabilizar ou agravar-se.

.

.

REFERÊNCIAS

1. Vahedi, K., Y. Bouhnik, e C. Matuchansky, Adult celiac disease. 2001.

2. Hankey, G. e G. Holmes, Coeliac disease in the elderly. Gut, 1994. **35**(1): p. 65-67.

3. Spijkerman, M., et al, A wide variety of clinical features and concomitant disorders in celiac disease - A cohort study in the Netherlands. Dig Liver Dis, 2016. **48**(5): p. 499-505.

4. Pagadala, M.R., et al, Prevalência da doença celíaca na cirrose e resultado da cirrose com uma dieta sem glúten: um estudo prospetivo. Jornal de hepatologia, 2014. **61**(3): p. 558-563.

5. Rubio-Tapia, A. e J.A. Murray, O fígado na doença celíaca. Hepatologia, 2007. **46**(5): p. 1650- 1658.

6. Rubio-Tapia, A., et al, ACG clinical guidelines: diagnosis and management of celiac disease.
The American journal of gastroenterology, 2013. **108**(5): p. 656-676.

7. Husby, S., et al, Sociedade Europeia de Gastroenterologia Pediátrica, Hepatologia e Diretrizes de Nutrição para o Diagnóstico da Doença Celíaca. Jornal de Gastroenterologia e Nutrição Pediátrica, 2012. **54**(1): p. 136-160.

8. Bdioui, F., et al, Prevalence of celiac disease in Tunisian blood donors (Prevalência de doença celíaca em dadores de sangue tunisinos).
Gastroentérologie Clinique et Biologique, 2006. **30**(1): p. 33-36.

9. Narciso-Schiavon, J.L. e L.L. Schiavon, To screen or not to screen? Anticorpos celíacos em doenças hepáticas. World J Gastroenterol, 2017. **23**(5): p. 776-791.

10. Rubio-Tapia, A., et al, Autoanticorpos da doença celíaca na doença hepática autoimune grave e o efeito do transplante de fígado. Liver International, 2008. **28**(4): p. 467-476.

11. Gujral, N., H.J. Freeman, e A.B. Thomson, Celiac disease: prevalence, diagnosis, pathogenesis and treatment (Doença celíaca: prevalência, diagnóstico, patogénese e tratamento). World J Gastroenterol, 2012. **18**(42): p. 6036-59.

12. Gujral, N., H.J. Freeman, and A.B. Thomson, Celiac disease: prevalence, diagnosis, pathogenesis and treatment. Revista mundial de gastroenterologia: WJG, 2012. **18**(42): p. 6036.

13. Volta, U., Patogénese e significado clínico da lesão hepática na doença celíaca. Clin Rev Allergy Immunol, 2009. **36**(1): p. 62-70.

14. Freeman, H.J., Reproductive changes associated with celiac disease (Alterações reprodutivas associadas à doença celíaca). Jornal Mundial de

Gastroenterologia, 2010. **16**(46): p. 5810.

15. Tysk, C., Concurrent ulcerative colitis, celiac sprue, and primary sclerosing cholangitis. Journal of clinical gastroenterology, 1994. **18**(3): p. 241.

16. Fina, D., et al, Interleukin 21 contributes to the mucosal T helper cell type 1 response in coeliac disease. Gut, 2008. **57**(7): p. 887-892.

17. Brazier, F., et al, Primary sclerosing cholangitis and coeliac disease: beneficial effect of gluten-free diet on the liver. Revista Europeia de Gastroenterologia e Hepatologia, 1994. **6**(2): p. 183-186.

18. Korponay-Szabo, I.R., In vivo targeting of intestinal and extraintestinal transglutaminase 2 by coeliac autoantibodies. Gut, 2004. **53**(5): p. 641-648.

19. Macmathuna, P., et al, Is gluten enteropathy common in chronic liver disease. Gastroenterologia, 1992. **102**: p. A845.

20. Sollid, L.M. e E. Thorsby, Genes de suscetibilidade HLA na doença celíaca: Genetic mapping and role in pathogenesis. Gastroenterology, 1993. **105**(3): p. 910-922.

21. Juran, B.D. e K.N. Lazaridis, Genetics and genomics of primary biliary cirrhosis (Genética e genómica da cirrose biliar primária). Clin Liver Dis, 2008. **12**(2): p. 349-65; ix.

22. Rubio-Tapia, A. e J.A. Murray, The liver in celiac disease (O fígado na doença celíaca). Hepatologia, 2007. **46**(5): p. 1650- 8.

23. Hay, J.E., et al, Primary sclerosing cholangitis and celiac disease (Colangite esclerosante primária e doença celíaca). Ann Intern Med, 1988. **109**:p. 713-717.

24. Lacaille, F., et al, Celiac disease, inflammatory colitis, and primary sclerosing cholangitis in a girl with Turner's syndrome. Journal of pediatric gastroenterology and nutrition, 1995. **21**(4): p. 463-467.

25. Fracassetti, O., et al, Primary sclerosing cholangitis with celiac sprue: two cases. Journal of clinical gastroenterology, 1996. **22**(1): p. 71-72.

26. Venturini, I., et al, Adult celiac disease and primary sclerosing cholangitis: two case reports. Hepato-gastroenterologia, 1998. **45**(24): p. 2344-2347.

27. Gow, P.J., K.A. Fleming, and R.W. Chapman, Primary sclerosing cholangitis associated with rheumatoid arthritis and HLA DR4: is the association a marker of patients with progressive liver disease? Journal of Hepatology, 2001. **34**(4): p. 631-635.

28. Kaukinen, K., et al, Celiac disease in patients with severe liver disease:

gluten-free diet may reverse hepatic failure. Gastroenterology, 2002. **122**(4): p. 881-888.

29. Habior, A., et al, Association of primary sclerosing cholangitis, ulcerative colitis and coeliac disease in female siblings (Associação de colangite esclerosante primária, colite ulcerosa e doença celíaca em irmãos do sexo feminino). Revista Europeia de Gastroenterologia e Hepatologia, 2002. **14**(7):p. 787-791.

30. Volta, U., et al, Celiac disease in autoimmune cholestatic liver disorders. The American journal of gastroenterology, 2002. **97**(10): p. 2609-2613.

31. Wurm, P., A.D. Dixon, e B.J. Rathbone, Ulcerative colitis, primary sclerosing cholangitis and coeliac disease: two cases and review of the literature. European journal of gastroenterology & hepatology, 2003. **15**(7): p. 815-817.

32. Al-Osaimi, A.M. e C.L. Berg, Association of primary sclerosing cholangitis and celiac disease: a case report and review of the literature. The American Journal of Gastroenterology, 2002. **97**(9): p. S85.

33. Cadahia, V., et al, Celiac disease (CD), ulcerative colitis (UC), and primary sclerosing cholangitis (PSC) in one patient: a family study. Revista espanhola de doenças digestivas: órgão oficial da Sociedade Espanhola de Patologia Digestiva, 2005. **97**(12): p. 907-913.

34. Al-Hussaini, A., A. Basheer, e A.J. Czaja, A insuficiência hepática desmascara a doença celíaca numa criança. Ann Hepatol, 2013. **12**: p. 501-505.

35. Schrumpf, E., Association of primary sclerosing cholangitis and celiac disease: fact or fancy?
Hepatologia, 1989. **10**(6): p. 1020-1021.

36. Logan, R., et al, Primary biliary cirrhosis and coeliac disease: an association? The Lancet, 1978. **311**(8058): p. 230-233.

37. Gálvez, C., V. Garrigues, e J. Ponce, Primary biliary cirrhosis and coeliac disease. European Journal of Gastroenterology & Hepatology, 1994. **6**(9): p. B77.

38. DiBaise, J.K. and F.F. Paustian, Steatorrhea and weight loss in a 72-year-old man: Cirrose biliar primária? doença celíaca? crescimento bacteriano excessivo? que mais? The American journal of gastroenterology, 1998. **93**(11): p. 2226-2230.

39. Kingham, J. e D. Parker, The association between primary biliary cirrhosis and coeliac disease: a study of relative prevalences. Gut, 1998. **42**(1): p. 120-122.

40. Dickey, W., S.A. McMillan, and M.E. Callender, High prevalence of celiac sprue among patients with primary biliary cirrhosis. Journal of clinical

gastroenterology, 1997. **25**(1): p. 328-329.

41. Sørensen, H.T., et al, Risk of primary biliary liver cirrhosis in patients with coeliac disease: Danish and Swedish cohort data. Gut, 1999. **44**(5): p. 736-738.

42. Sjöberg, K., S. Lindgren, and S. Eriksson, Frequent Occurrence of Non-Specific Gliadin Antibodies in Chronic Liver Disease Endomysial but Not Gliadin Antibodies Predict Coeliac Disease in Patients with Chronic Liver Disease. Scandinavian journal of gastroenterology, 1997. **32**(11): p. 1162-1167.

43. Volta, U., et al, Frequência e significado dos anticorpos anti-gliadina e anti-endomísio na hepatite autoimune. Digestive diseases and sciences, 1998. **43**(10): p. 2190-2195.

44. Bardella, M.T., et al, Screening patients with celiac disease for primary biliary cirrhosis and vice versa. American Journal of Gastroenterology, 1997. **92**(9).

45. Chatzicostas, C., et al, Primary biliary cirrhosis and autoimmune cholangitis are not associated with coeliac disease in Crete. BMC gastroenterology, 2002. **2**(1): p. 5.

46. Bizzaro, N., et al, Low specificity of anti-tissue transglutaminase antibodies in patients with primary biliary cirrhosis. Jornal de análises clínicas laboratoriais, 2006. **20**(5): p. 184-189.

47. Floreani, A., et al, Prevalence of coeliac disease in primary biliary cirrhosis and of antimitochondrial antibodies in adult coeliac disease patients in Italy (Prevalência da doença celíaca na cirrose biliar primária e de anticorpos antimitocondriais em doentes celíacos adultos em Itália). Digestive and Liver Disease, 2002. **34**(4): p. 258-261.

48. Shanahan, F., P. O'Regan, e J. Crowe, Primary biliary cirrhosis associated with coeliac disease. Irish medical journal, 1983. **76**(6): p. 282.

49. Neuberger, J., PBC and the gut: the villi atrophy, the plot thickens. Gut, 1999. **44**(5): p. 594- 595.

50. Abenavoli, L., et al, Celiac disease, primary biliary cirrhosis and helicobacter pylori infection: one link for three diseases. Revista internacional de imunopatologia e farmacologia, 2010. **23**(4): p. 1261-1265.

51. Sedlack, R.E., et al, Celiac disease-associated autoimmune cholangitis. The American journal of gastroenterology, 2002. **97**(12): p. 3196-3198.

52. Feld, J.J., J. Meddings, e E.J. Heathcote, Abnormal intestinal permeability in primary biliary cirrhosis. Digestive diseases and sciences, 2006. **51**(9): p. 1607-1613.

53. Di Leo, V., et al, Gastroduodenal and intestinal permeability in primary biliary cirrhosis.

Revista Europeia de Gastroenterologia e Hepatologia, 2003. **15**(9): p. 967-973.

54. Antvorskov, J.C., et al, Dietary gluten and the development of type 1 diabetes. Diabetologia, 2014. **57**(9): p. 1770-1780.

55. Cosnes, J., et al, Incidence of autoimmune diseases in celiac disease: protective effect of the gluten-free diet (Incidência de doenças auto-imunes na doença celíaca: efeito protetor da dieta sem glúten). Gastroenterologia Clínica e Hepatologia, 2008. **6**(7): p. 753-758.

56. Iliffe, G.D. and D.A. Owen, An association between primary biliary cirrhosis and jejunal villous atrophy resembling celiac disease. Digestive diseases and sciences, 1979. **24**(10): p. 802-806.

57. Gabrielsen, T. e P. Hoel, Primary biliary cirrhosis associated with coeliac disease and dermatitis herpetiformis. Dermatologia, 1985. **170**(1): p. 31-34.

58. Fouin-Fortunet, H., et al, Celiac disease associated with primary biliary cirrhosis (Doença celíaca associada a cirrose biliar primária). Gastroenterologia Clínica e Biológica, 1985. **9**(8-9): p. 641-642.

59. Ginn, P. e R. Workman, Primary biliary cirrhosis and adult celiac disease. Western journal of medicine, 1992. **156**(5): p. 547.

60. Freeman, H.J., Celiac Disease Associated with Primary Biliary Cirrhosis in a Coast Salish Native (Doença Celíaca Associada à Cirrose Biliar Primária num Nativo da Costa Salish). Jornal Canadiano de Gastroenterologia e Hepatologia, 1994. **8**(2): p. 105-107.

61. Löhr, M., et al, Primary biliary cirrhosis associated with coeliac disease. Revista Europeia de Gastroenterologia e Hepatologia, 1994. **6**(3): p. 263-268.

62. Fracchia, M., et al, Coeliac disease associated with Sjögren's syndrome, renal tubular acidosis, primary biliary cirrhosis and autoimmune hyperthyroidism. Digestive and liver disease, 2004. **36**(7): p. 489-491.

63. Demirag, M.D., et al, Osteomalacic myopathy associated with coexisting coeliac disease and primary biliary cirrhosis. Medical Principles and Practice, 2008. **17**(5): p. 425-428.

64. Terrier, B., et al, Osteomalacia revelando doença celíaca e síndrome de Fanconi relacionado com cirrose biliar primária num doente com esclerose sistémica. Reumatologia clínica e experimental, 2007. **26**(3): p. 467-470.

65. Lodh, M., A.A. Ahmed, and D. Pradhan, A case of coexistent primary biliary cirrhosis and celiac disease. Jornal Indiano de Alergia, Asma e Imunologia, 2013. **27**(2): p. 138.

66. Olsson, R., I. Kagevi, and L. Rydberg, On the concurrence of primary biliary cirrhosis and intestinal villous atrophy. Scandinavian journal of gastroenterology, 1982. **17**(5): p. 625-628.

67. Loufgren, J., et al, Incidence and Prevalence of Primary Biliary Cirrhosis in a Denned Population in Sweden (Incidência e Prevalência da Cirrose Biliar Primária numa População de Génese na Suécia). Scandinavian journal of gastroenterology, 1985. **20**(5): p. 647-650.

68. Niveloni, S., et al, Gluten sensitivity in patients with primary biliary cirrhosis (Sensibilidade ao glúten em pacientes com cirrose biliar primária). The American journal of gastroenterology, 1998. **93**(3): p. 404-408.

69. Gillett, H.R., et al, Prevalência de anticorpos IgA para endomísio e transglutaminase tecidular na cirrose biliar primária. Canadian Journal of Gastroenterology and Hepatology, 2000. **14**(8): p. 672-675.

70. Habior, A., et al, Association of coeliac disease with primary biliary cirrhosis in Poland (Associação da doença celíaca com cirrose biliar primária na Polónia).
Revista Europeia de Gastroenterologia e Hepatologia, 2003. **15**(2): p. 159-164.

71. Johnson, P.J. e I.G. McFarlane, Relatório da reunião: grupo internacional de hepatite autoimune.
Hepatologia, 1993. **18**(4): p. 998-1005.

72. Panetta, F., et al, Celiac Disease in Pediatric Patients with Autoimmune Hepatitis (Doença Celíaca em Pacientes Pediátricos com Hepatite Autoimune). Medicamentos Pediátricos, 2012. **14**(1): p. 35-41.

73. Granito, A., et al, Antibodies to filamentous actin (F-actin) in type 1 autoimmune hepatitis.
Jornal de patologia clínica, 2006. **59**(3): p. 280-284.

74. Clemente, M., et al, Enterocyte actin autoantibody detection: a new diagnostic tool in celiac disease diagnosis: results of a multicenter study. The American journal of gastroenterology, 2004. **99**(8): p. 1551-1556.

75. Marciano, F., M. Savoia, and P. Vajro, Celiac disease-related hepatic injury: Insights sobre condições associadas e patomecanismos subjacentes. Doença Digestiva e Hepática, 2016. **48**(2): p. 112-119.

76. Ginés, P., et al, Associação Europeia para o Estudo do Fígado. EASL clinical practice guidelines on the management of ascites, spontaneous bacterial peritonitis, and hepatorenal syndrome in cirrhosis. J Hepatol, 2010. **53**(3).

77. Novacek, G., et al, Prevalence and clinical importance of hypertransaminasaemia in coeliac disease. Jornal Europeu de Gastroenterologia e Hepatologia, 1999. **11**(3): p. 283-288.

78. Di Biase, A., et al, Autoimmune liver diseases in a paediatric population with coeliac disease- a 10-year single-centre experience. Alimentary pharmacology & therapeutics, 2010. **31**(2): p. 253-260.

79. van Gerven, N.M., et al, Seroprevalência da doença celíaca em doentes com hepatite autoimune. Revista Europeia de Gastroenterologia e Hepatologia, 2014. **26**(10): p. 1104-1107.

80. Vajro, P., et al, Doença celíaca pediátrica, hipertransaminasemia criptogénica e hepatite autoimune. Jornal de gastroenterologia pediátrica e nutrição, 2013. **56**(6): p. 663-670.

81. Nastasio, S., et al, Hepatite autoimune associada à doença celíaca na infância: resposta a longo prazo ao tratamento. Jornal de gastroenterologia pediátrica e nutrição, 2013. **56**(6): p. 671-674.

82. Colecchia, A., et al, Coeliac disease and autoimmune hepatitis: A dieta sem glúten pode influenciar o resultado da doença hepática. Digestive and Liver Disease, 2011. **43**(3): p. 247.

83. Lundin, K.E. e C. Wijmenga, Coeliac disease and autoimmune disease [mdash] genetic overlap and screening. Nature Reviews Gastroenterology & Hepatology, 2015. **12**(9): p. 507- 515.

84. Mirzaagha, F., et al, Coeliac disease in autoimmune liver disease: a cross-sectional study and a systematic review (Doença celíaca na doença hepática autoimune: um estudo transversal e uma revisão sistemática). Digestive and Liver Disease, 2010. **42**(9): p. 620-623.

85. Bridoux-Henno, L., et al, A case of celiac disease presenting with autoimmune hepatitis and erythroblastopenia. Journal of pediatric gastroenterology and nutrition, 2001. **33**(5): p. 616- 619.

86. Arvola, T., et al, Celiac disease, thyrotoxicosis, and autoimmune hepatitis in a child. Journal of pediatric gastroenterology and nutrition, 2002. **35**(1): p. 90-92.

87. Leonardi, S., et al, Autoimmune hepatitis associated with celiac disease in childhood: report of two cases. Journal of gastroenterology and hepatology, 2003. **18**(11): p. 1324-1327.

88. Biecker, E., et al, Autoimmune hepatitis, cryoglobulinaemia and untreated coeliac disease: a case report. Revista Europeia de Gastroenterologia e Hepatologia, 2003. **15**(4): p. 423-427.

89. Iorio, R., et al, Ausência de benefícios da dieta sem glúten na hepatite autoimune num rapaz com doença celíaca. Journal of pediatric gastroenterology and nutrition, 2004. **39**(2): p. 207-210.

90. Tagle, M., et al, Coexistence of Celiac Disease and autoimmune hepatitis case study and literature review. Revista de gastroenterologia del Peru: organo oficial de la Sociedad de Gastroenterologia del Peru, 2006. **26**(1): p. 80.

91. Csak, T., et al, Síndrome de Holmes-Adie, hepatite autoimune e doença

celíaca: relato de um caso. Jornal Mundial de Gastroenterologia: WJG, 2006. **12**(9): p. 1485.

92. Ferrò, M.T., et al, Um caso de esclerose múltipla com início atípico associado a hepatite autoimune e doença celíaca silenciosa. Ciências Neurológicas, 2008. **29**(1): p. 29-31.

93. Ozaslan, E., Síndrome de sobreposição de hepatite autoimune-colangite autoimune e tiroidite autoimune num doente com doença celíaca. Revista Europeia de Gastroenterologia e Hepatologia, 2009. **21**(6): p. 716-718.

94. Quail, M.A., et al, Seronegative autoimmune hepatitis presenting after diagnosis of coeliac disease: a case report. Revista Europeia de Gastroenterologia e Hepatologia, 2009. **21**(5): p. 576-579.

95. Tovoli, F., et al, Autoimmune hepatitis and celiac disease: case report showing an entero- hepatic link. Relatos de casos em gastroenterologia, 2010. **4**(3): p. 469-475.

96. Volta, U., et al, Hepatite autoimune fulminante de tipo 1 num doente com doença celíaca recentemente diagnosticada. Arquivos de medicina iraniana, 2013. **16**(11): p. 683.

97. Dieli-Crimi, R., et al, Uma síndrome poliglandular autoimune complicada com doença celíaca e hepatite autoimune. Ann Hepatol, 2016. **15**: p. 588-591.

98. Iacono, O.L., et al, Anti-tissue transglutaminase antibodies in patients with abnormal liver tests: is it always coeliac disease? The American journal of gastroenterology, 2005. **100**(11): p. 2472-2477.

99. Volta, U., et al, Coeliac disease hidden by cryptogenic hypertransaminasaemia. The Lancet, 1998. **352**(9121): p. 26-29.

100. Bardella, M.T., et al, Chronic unexplained hypertransaminasemia may be caused by occult celiac disease. Hepatology, 1999. **29**(3): p. 654-657.

101. Zanini, B., et al, Factores que contribuem para a hipertransaminasemia em doentes com doença celíaca ou síndromes gastrointestinais funcionais. Gastroenterologia Clínica e Hepatologia, 2014. **12**(5): p. 804-810. e2.

102. Hatanaka, S.A., et al, O efeito de uma dieta sem glúten na alanina aminotransferase (ALT) em pacientes celíacos. Revista Colombiana de Gastroenterologia, 2015. **30**(4): p. 412-418.

103. Hagander, B., et al, Hepatic injury in adult coeliac disease. The lancet, 1977. **310**(8032): p. 270-272.

104. Jacobsen, M., et al, Hepatic lesions in adult coeliac disease (Lesões hepáticas na doença celíaca do adulto). Scandinavian journal of gastroenterology, 1990. **25**(7): p. 656-662.

105. Bardella, M.T., et al, Prevalence of hypertransaminasemia in adult celiac patients and effect of gluten-free diet. Hepatology, 1995. **22**(3): p. 833-836.

106. Dickey, W., et al, Liver Abnormalities Associated with Celiac Sprue: How Common Are They, What Is Their Significance, and What Do We Do About Them? Journal of clinical gastroenterology, 1995. **20**(4): p. 290-292.

107. Foley, A., S. Shepherd, and P. Gibson, Frequency of elevated ALT in untreated coeliac disease and the impact of compliance with gluten free diet on ALT normalisation. Journal of Gastroenterology and Hepatology, 2009. **24**: p. A337.

108. Lewis, N., et al. PREVALÊNCIA E CONSEQUÊNCIA DA HIPERTRANSAMINASAEMIA NA DOENÇA COELÍACA INCIDENTE: QUÃO COMUM É E IMPORTA? in Gut. 2009. BMJ PUBLISHING GROUP BRITISH MED ASSOC HOUSE, TAVISTOCK SQUARE, LONDON WC1H 9JR, ENGLAND.

109. Korpimäki, S., et al, Gluten-sensitive hypertransaminasemia in celiac disease: an infrequent and often subclinical finding. The American journal of gastroenterology, 2011. **106**(9): p. 1689-1696.

110. Bonamico, M., et al, Hepatic damage in celiac disease in children. Minerva pediatrica, 1986.**38**(21): p. 959-962.

111. Farre, C., et al, Hypertransaminasemia in pediatric celiac disease patients and its prevalence as a diagnostic clue. The American journal of gastroenterology, 2002. **97**(12): p. 3176-3181.

112. Arslan, N., et al, The prevalence of liver function abnormalities in pediatric celiac disease patients and its relation with intestinal biopsy findings. Ata gastroenterologica Belgica, 2005. **68**(4): p. 424-427.

113. Younossi, Z.M., et al, Global epidemiology of nonalcoholic fatty liver disease-Meta-analytic assessment of prevalence, incidence, and outcomes (Epidemiologia global da doença hepática gorda não alcoólica - avaliação meta-analítica da prevalência, incidência e resultados). Hepatologia, 2016. **64**(1): p. 73-84.

114. Younossi, Z.M., et al, The economic and clinical burden of nonalcoholic fatty liver disease in the United States and Europe (O peso económico e clínico da doença hepática gorda não alcoólica nos Estados Unidos e na Europa). Hepatologia, 2016. **64**(5): p. 1577-1586.

115. Reilly, N.R., et al, Aumento do risco de doença hepática gorda não alcoólica após o diagnóstico de doença celíaca. Jornal de hepatologia, 2015. **62**(6): p. 1405-1411.

116. Bardella, M., et al, Searching for coeliac disease in patients with non-

alcoholic fatty liver disease. Digestive and Liver Disease, 2004. **36**(5): p. 333-336.

117. Bakhshipour, A., et al, Prevalência de doença celíaca em doentes com doença hepática gorda não alcoólica. Jornal Árabe de Gastroenterologia, 2013. **14**(3): p. 113-115.

118. Abenavoli, L., et al, Esteatose hepática na doença celíaca: a porta aberta. Minerva gastroenterologica e dietologica, 2013. **59**(1): p. 89-95.

119. Abenavoli, L., et al, A pathogenetic link between non-alcoholic fatty liver disease and celiac disease. Endocrine, 2013. **43**(1): p. 65-67.

120. Narciso-Schiavon, J.L. e L. de Lucca Schiavon, Autoantibodies in chronic hepatitis C: Uma perspetiva clínica. Revista mundial de hepatologia, 2015. **7**(8): p. 1074.

121. Durante-Mangoni, E., et al, Silent celiac disease in chronic hepatitis C: impact of interferon treatment on the disease on the onset and clinical outcome. Journal of clinical gastroenterology, 2004. **38**(10): p. 901-905.

122. Thevenot, T., et al, Coeliac disease in chronic hepatitis C: a French multicentre prospective study. Alimentary pharmacology & therapeutics, 2007. **26**(9): p. 1209-1216.

123. Lim, E. e K. Watson, Unmasking of coeliac disease on interferon treatment for hepatitis C.
Revista de medicina interna, 2010. **40**(1): p. 85-87.

124. Adinolfi, L.E., E.D. Mangoni, and A. Andreana, Interferon and ribavirin treatment for chronic hepatitis C may activate celiac disease. The American journal of gastroenterology, 2001. **96**(2): p. 607.

125. Leonardi, S. e M. La Rosa, Are hepatitis B virus and celiac disease linked? Hepatite mensal, 2010. **10**(3): p. 173.

126. Sima, H., et al, The prevalence of celiac autoantibodies in hepatitis patients. Jornal Iraniano de Alergia, Asma e Imunologia, 2010. **9**(3): p. 157.

127. Heshin-Bekenstein, M., et al, Revacinação do vírus da hepatite B com vacina padrão versus vacina pré-S em pacientes previamente imunizados com doença celíaca. Jornal de gastroenterologia pediátrica e nutrição, 2015. **61**(4): p. 400-403.

128. Sharma, B.C., D.K. Bhasin, and R. Nada, Association of celiac disease with non-cirrhotic portal fibrosis. Journal of gastroenterology and hepatology, 2006. **21**(1): p. 332-334.

129. Singh, B., et al, Association of celiac disease and portal hypertension: Cirrótico ou não cirrótico. Jornal Indiano de Gastroenterologia, 2015. **34**(1): p. 77-77.

130. Musumba, C.O., et al, Hemorragia aguda de varizes num homem com doença celíaca. Gut, 2013.
62(5): p. 740-740.
131. Yazdani, S. e A. Abdizadeh, Doença celíaca como uma causa potencial de hipertensão portal idiopática: um relato de caso. Relatório de Gastroenterologia, 2016: p. gov065.
132. Maiwall, R., et al, Investigation into celiac disease in Indian patients with portal hypertension (Investigação da doença celíaca em pacientes indianos com hipertensão portal). Jornal Indiano de Gastroenterologia, 2014. 33(6): p. 517-523.
133. Eapen, C., et al, Hipertensão portal intra-hepática não cirrótica: doenças intestinais associadas e factores de prognóstico. Doenças digestivas e ciências, 2011. 56(1): p. 227-235.
134. Ferrari, F., M. Mennini, e S. Cucchiara, Hipertensão portal e doença celíaca: Uma verdadeira associação? Indian Journal of Gastroenterology, 2015. 34(3): p. 273-274.
135. Duman, A.E., et al, Cirrose e linfoma intestinal de células B: duas entidades que raramente estão associadas à doença celíaca. O jornal turco de gastroenterologia: o jornal oficial da Sociedade Turca de Gastroenterologia, 2013. 24(2): p. 192-194.
136. Demir, H., et al, Cirrhosis in children with celiac disease (Cirrose em crianças com doença celíaca). Journal of clinical gastroenterology, 2005. 39(7): p. 630-633.
137. Dekaken, A., et al, Cirrose revelando doença celíaca silenciosa: relato de um caso.
Immunoanalysis & Specialised Biology, 2013. 28(2): p. 137-139.
138. Ratziu, V., M. Nourani, and T. Poynard, Discussion on celiac disease in patients with severe liver disease: gluten-free diet may reverse hepatic failure. Gastroenterology, 2002. 123(6): p. 2158-2159.
139. Roumeliotis, N., M. Hosking e O. Guttman, Celiac disease and cardiomyopathy in an adolescent with occult cirrhosis (Doença celíaca e cardiomiopatia num adolescente com cirrose oculta). Pediatria e saúde infantil, 2012. 17(8): p. 437-439.
140. Pavone, P., et al, Liver transplantation in a child with celiac disease (Transplante de fígado numa criança com doença celíaca). Journal of gastroenterology and hepatology, 2005. 20(6): p. 956-960.
141. Casswall, T.H., et al, Severe liver damage associated with celiac disease: findings in six toddler-aged girls. Revista Europeia de Gastroenterologia e

Hepatologia, 2009. **21**(4): p. 362- 369.

142. Cotter, M.B., et al, Patologia duodenal de tipo celíaco em pacientes de transplante de fígado ortotópico em terapia com ácido micofenólico. Histopatologia, 2015. **66**(4): p. 500-507.

143. <celiac-disease Fmc- HGE 2013.pdf>.

APÊNDICE

Apêndice 1: Prevalência da DC na cirrose e efeito da RSG na função hepática

Nome		Álcool (Índice etílico)	
Idade		Profissão	
Género		Socio económico	
ND		Nível de estudos	
Tabaco (PA)		Estilo de vida	

ATCD Fx : MC :		sim	não
Doença hepática crónica :		sim	não
Cirrose :		sim	não
CHC :		sim	não
Deficiência imunitária :		sim	não

P: Doença disimune :

Diabetes insulino-dependente: sim não

Tiroidite: sim não Em caso afirmativo: etiologia :

Tratamento :

Psoríase :		sim	não
vitiligo :		sim	não
Ataxia :		sim	não
Trissomia 21 :		sim	não
Dermatite herpetiforme :		sim	não
CBP :		sim	não

Outros: hipertensão / diabetes de tipo 2 / dislipidemia / SAD

FRH :Cuidados dentários / Escarificação

Tatuagem/sexo não protegido Cirurgia/transfusão
Dados relativos à Cirrose :

Modo de revelação :

Tempo de desenvolvimento :

Dados clínicos e biológicos

Clínica

Angioma estrelado :	HMG :
Eritrose palmar :	Ascite :
Atrofia da eminência Tenar e hipotenar :	HVAC :
Hipocratismo digital :	SMG :
Ginecomastia :	IMO :
Biologia	
GB :	Serologia do vírus B :
Hb :	Serologia viral C :
Placa :	AAN :
ASAT :	Anti-LKM1 :
ALAT :	Ac anti mitocondria :
PA :	Ac anti-músculo liso :
GGT :	Ig A :
BT :	IgG :
Albumina :	IgM :
TP :	Cupraemia
INR :	Cupríurio
Creatinemia :	Ceruloplasmina
Glicose no sangue :	α_1 antitripsina
Colesterol :	Soro soro
Triglicéridos :	CST

Dados morfológicos :

FOGD	Ultrassom
VO :	Fígado dismórfico
VG	SMG
IGV	HVAC
GOV	Ascite
GHT	Trombose VSH
Aspeto do duodeno : -Aspeto crenelado das pregas duodenais -redução da altura das dobras -rarefação das pregas duodenais -Aparência de mosaico -duodenite erosiva -duodenite ulcerada	Trombose portal

Etiologia	Tratamento etiológico
Hepatite viral B	Tratamento antiviral: D-Penicilamina: Azatioprina : ácido ursodeoxicólico :
Hepatite viral C	
HAI	
PFC	
CSP	
Esteatose hepática	
Hemocromatose	
Hepatite granulomatosa	
Criptogénico :	

Estádio de riso da criança: MELD :

Complicações :

Tipo	Número de episódios	tratamento	evolução
DOA			
Ascite refractária			
Hemorragia digestiva			
ISLA			
Encefalopatia hepática			
Hidrotórax			

Dados relativos à doença celíaca: Diagnóstico positivo :

Serologia: anti-transglutaminase Ac: anti-EMA Ac :

Biópsias duodenais

Fase de pântano:.

DMO :

RSG: Cumprimento: Duração do acompanhamento: **Impacto sobre :**

Estado geral	
Peso	
Hb	
albuminemia	
ferritinemia	
bilirrubina	
ALAT	
ASAT	
PA	
GGT	
TP	
INR	
VO	
Ascite	
Pontuação da criança	
Pontuação MELD	
Serologia celíaca	
Histologia (biopsia duodenal)	
Histologia hepática, se efectuada	

Período de acompanhamento :

Apêndice 2: Pontuação de pugh da criança

	1 ponto	2 pontos	3 pontos
Ascite	ausente	moderado	Tensa ou refractária aos diuréticos
Bilirrubina (μmol/l)	<35	35-50	>50
Albumina (g/l)	>35	28-35	<28
INR TP	<1,7 >50%	1,7 -2,2 40-50%	>2,2 <40%
Encefalopatia	Ausente	Ligeiro a moderado (fase 1-2)	Grave (fase 3-4)
O prognóstico da cirrose baseia-se na pontuação total de : Criança -pugh A (5-6 pontos): 100% de sobrevivência até 1 ano Criança -pughB(7 -9 pontos): 80% de sobrevivência até 1 ano Criança -pughC(10-15 pontos): 45% de sobrevivência até 1 ano			

Apêndice 3: Pontuação MELD

Frequência de utilização		
Transplante de fígado	MELD>15: em benefício do transplante, o MELD determina a ordem de prioridade na lista de espera, com algumas excepções (CHC).	+++
Seleção de doentes para colocação de TIPS	MELD<8: bom prognóstico MELD>18: pior prognóstico MELD>24: mortalidade proibitiva	++
Hepatite alcoólica	Previsão do risco de mortalidade a 90 dias MELD>18: indicação para terapêutica com corticosteróides na ausência de contra-indicações (estudos retrospectivos)	++
Cirurgia de grande porte (digestiva, ortopédica ou outra) cardíaco)	Previsão do risco de mortalidade em 1 semana, 1 mês, 3 meses, 1 ano e 5 anos	++
Síndrome hepatorrenal de tipo II	MELD<20: sobrevivência média de 11 meses MELD>=20: sobrevivência média de 3 meses	+
Cirrose com sépsis não relacionada com o PBS	O MELD foi descrito como o único fator significativo de previsão da mortalidade nesta situação. MELD<20: Sobrevivência aos 3 meses >90%.	+

MELD>=20: Sobrevivência aos 3 meses: 60%.

A fórmula para calcular a pontuação é a seguinte 3,8 x loge (Bb [mg/dl]) + 11,2 x loge (INR) + 9,6 x loge (creatinina [mg/dl]) + 6,4 x (causa da cirrose: 0 se colestase ou alcoólica, 1 nos outros casos)].

Apêndice 4: Classificação modificada de Marsh das lesões do intestino delgado induzidas pelo glúten

Fase 0	Mucosa pré-infiltrada; até 30% dos doentes com dermatite herpetiforme (DH) ou com ataxia relacionada com o glúten têm biopsias do intestino delgado aparentemente normais
Fase 1	Aumento do número de linfócitos intra-epiteliais (IEL) para mais de 30 por 100 enterócitos
Fase 2	Hiperplasia das criptas. Para além do aumento dos LIE, a profundidade das criptas é aumentada sem qualquer redução da altura das vilosidades. Estas alterações podem ser induzidas por um desafio com glúten, mas também podem estar presentes em 20% dos doentes com uma deficiência de glúten. doentes não tratados com dermatite herpetiforme e doença celíaca
Fase 3	Atrofia das vilosidades: A, parcial; B, subtotal; C, total. Esta fase corresponde ao chamado aspeto clássico da doença celíaca e é observada em 40% dos doentes com DH. Apesar das alterações pronunciadas na mucosa, muitos indivíduos são assintomáticos e, por isso, classificados como casos subclínicos ou silenciosos. Esta lesão, embora caraterística, não é suficiente para diagnosticar a doença celíaca, uma vez que também se encontra em casos de lamblíase grave, alergia alimentar em crianças, doença do enxerto contra o hospedeiro, isquémia crónica do intestino delgado, espru tropical, deficiência de imunoglobulina e outras doenças. e rejeição do enxerto

Apêndice 5: Algoritmo de diagnóstico da doença celíaca (adaptado de [143]

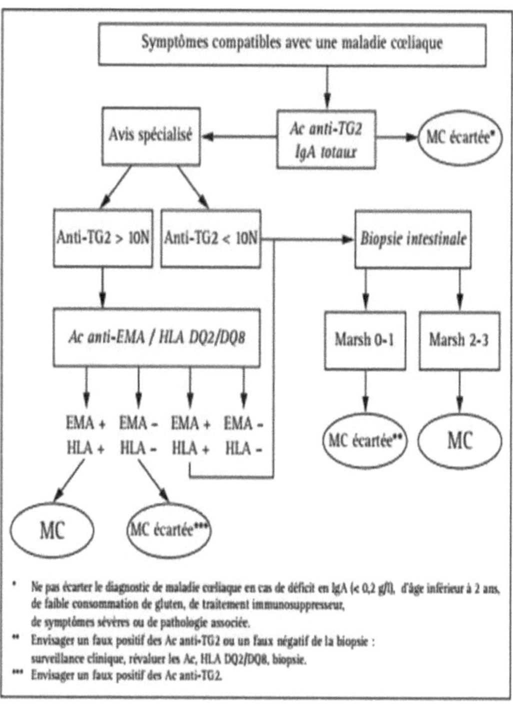

* Ne pas écarter le diagnostic de maladie cœliaque en cas de déficit en IgA (< 0,2 g/l), d'âge inférieur à 2 ans, de faible consommation de gluten, de traitement immunosuppresseur, de symptômes sévères ou de pathologie associée.

** Envisager un faux positif des Ac anti-TG2 ou un faux négatif de la biopsie : surveillance clinique, réévaluer les Ac, HLA DQ2/DQ8, biopsie.

*** Envisager un faux positif des Ac anti-TG2.

ÍNDICE DE CONTEÚDOS

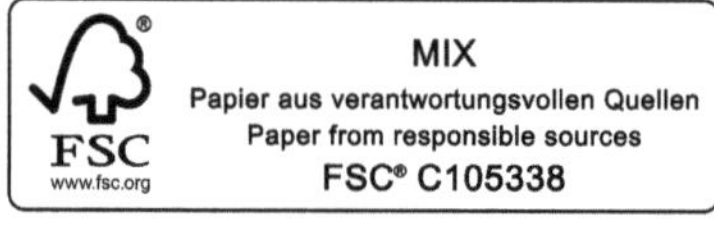